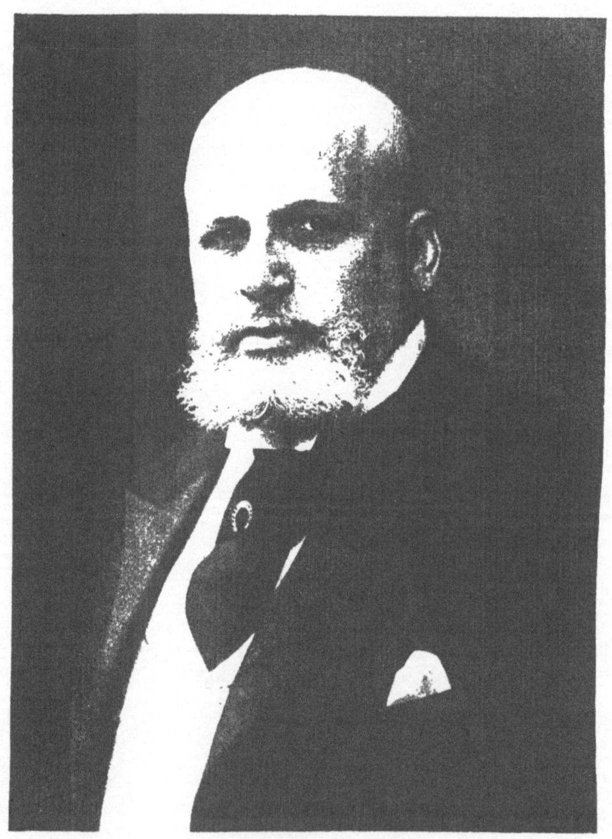

Professor Dr. Lassar
der Begründer der Deutschen Gesellschaft für Volksbäder.

Das Volksbad

Seine Errichtung und sein Betrieb

Herausgegeben von der

Deutschen Gesellschaft für Volksbäder
in Berlin

Mit einem Titelbild

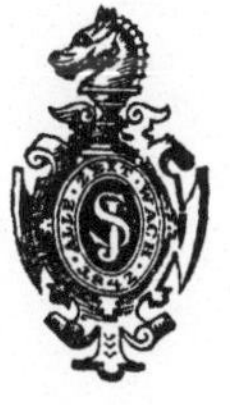

Springer-Verlag Berlin Heidelberg GmbH

1919

ISBN 978-3-662-42308-0   ISBN 978-3-662-42577-0 (eBook)
DOI 10.1007/978-3-662-42577-0

Vorwort.

Bei der Abfassung dieses Buches war der Wunsch leitend, auf alle Fragen, die beim Planen, beim Bau und beim Betriebe von Badeanstalten aufzutauchen pflegen, kurze, möglichst genaue Antworten zu geben, es war aber nicht die Absicht, alle Einzelheiten der Ausführung von Bädern zu behandeln, die im üblichen Wirkungskreise der Architekten und Ingenieure liegen, weil es in unserem Vaterlande genug tüchtige und kenntnisreiche Männer in diesen Berufen gibt. Namentlich solchen Städten, Orten und Privatpersonen, die zum ersten Male eine Badeanstalt errichten wollen, sollen für ihre Entscheidungen in diesem Handbuch die nötigen Unterlagen geboten werden. Es sind in ihm alle Bäderarten, wie sie für die weitesten Schichten des Volkes in Frage kommen, behandelt, und zwar in zwei Hauptabschnitten: als Bäder im Freien und als Bäder in Gebäuden. Was das Gesetz vorschreibt, was eine fürsorgliche Regierung anrät, was die Erfahrung lehrt, ist in der Darstellung verwertet. Es sind die Fluß-, Seen- und Teichbäder, ebenso wie die Brause-, Wannen- und Hallenbäder für Schule, Fabrik und Anstalt für Dorf und Stadt im einzelnen besprochen, und zwar ihre Vorbedingungen, ihre Größe und ihre Ausstattung. Die Abmessungen der Räume, Hallen, Becken, Zellen, Plätze und Gänge sind an der Hand ausgeführter Anlagen angegeben. Die Beschaffung, Reinigung, Erwärmung und Beseitigung des Wassers, die Beleuchtung, Heizung und Lüftung der Räume werden eingehend erörtert und durch Beispiele ausgeführter Bäder aller Art, aus großen und kleinen Orten erläutert.

Das Zustandekommen des Werkes verdanken wir in erster Linie der hingebungsvollen Mitarbeit unseres Mitgliedes, des Magistratsbaurats Matzdorff Berlin, der dabei von dem Ingenieur Max Küster, Berlin-Steglitz durch hervorragende Sachkenntnis und reiche Erfahrungen aufs beste unterstützt wurde

Ein Nachweis der bei der Bearbeitung des Buches benutzten Quellen ist an seinem Ende zusammengestellt.

Die Drucklegung des Werkes wurde bei den Schwierigkeiten, die gegenwärtig in der Beschaffung von Papier und in hohen Löhnen liegen, durch eine hochherzige von Frau Professor Dr. Lassar im Andenken an ihren verstorbenen Gatten, dargebotene Spende wesentlich erleichtert. Wir schmücken deshalb das Werk mit seinem dem Begründer unserer Gesellschaft gewidmeten Bildnis.

Möge dieses Buch dazu beitragen, alle Bestrebungen zu unterstützen, die im Badewesen einen wichtigen Zweig der öffentlichen Gesundheitspflege erkennen.

Berlin, im Juni 1919.

Der geschäftsführende Ausschuß der Deutschen Gesellschaft für Volksbäder.

Inhaltsverzeichnis.

Erster Teil.

Bäder im Freien.

I. Allgemeines.

Das am 1. Mai 1914 in Kraft getretene preußische Wassergesetz vom 7. April 1913 ist für die Entwicklung des Badens in öffentlichen Gewässern von großer Bedeutung. Es regelt die Eigentumsverhältnisse bei den Wasserläufen, deren Benutzung durch den Eigentümer wie zum Gemeingebrauch und sieht Verleihung besonderer Rechte vor, zu denen auch die Anlagen von kommunalen oder gemeinnützigen Badeanstalten gehören.

Wasserläufe sind nach dem Gesetz alle Gewässer, die in natürlichen oder künstlichen Betten beständig oder zeitweise oberirdisch abfließen, einschließlich ihrer orberirdischen Quellen und der Seen, Teiche, Weiher und ähnlicher Wasseransammlungen, aus denen sie abfließen, sowie ihrer etwa unterirdisch verlaufenden Strecken.

Beschränkungen unterliegt nach § 40 besonders das Recht: das Wasser zu verbrauchen, abzuleiten und andere Stoffe einzuleiten, den Wasserspiegel zu senken oder zu heben, namentlich durch Hemmung des Wasserablaufes eine dauernde Stauung von Wasser herbeizuführen.

Nach § 41 darf durch die Benutzung zum Nachteil anderer weder die Vorflut verändert, noch das Wasser verunreinigt, noch der Wasserstand derart verändert werden, daß andere in der Ausübung ihrer Rechte am Wasserlaufe beeinträchtigt oder fremde Grundstücke beschädigt werden. Ferner darf die einem anderen obliegende Unterhaltung von Wasserläufen oder ihrer Ufer nicht erschwert werden.

Durch diese Vorschriften werden bestehende Badeanstalten in Wasserläufen in ihrem Bestande gesichert; für Neueinrichtungen, die nur scheinbar durch § 40 erschwert werden, ist in § 46 in der Weise vorgesorgt, daß durch Verleihung das Recht erworben werden kann, den Wasserlauf in einer der in § 40 Abs. 2 bezeichneten Arten zu benutzen sowie Häfen und Stichkanäle anzulegen, und an letzteren, soweit sie nicht selbständige Wasserstraßen bilden, kommunale oder gemeinnützige Badeanstalten herzustellen.

Von der Durchführung des Wassergesetzes ist zu erwarten, daß künftige Pläne von Badeanstalten durch vorausgehende Verleihungsverfahren zweckmäßiger als bisher entworfen werden.

Für Badeanstalten an Flüssen, Seen und Teichen sind drei Fälle zu unterscheiden:

1. Unmittelbare Benutzung des Wasserlaufes, wenn an erwünschter Stelle ein genügend breiter und tiefer Wasserlauf vorhanden ist, der ohne weiteres zum Bade geeignet ist.

2. Anordnung von Bädern seitlich des Wasserlaufs, wenn seine unmittelbare Benutzung nicht möglich oder nicht angebracht ist, besonders da, wo genügende Vertiefung oder Verbreiterung durch Ausbaggerung oder Stau nicht ausführbar erscheint oder eine zu große Stromgeschwindigkeit vorhanden ist.

3. Benutzung des Wasserlaufes nach Verbesserung der örtlichen Verhältnisse durch künstliche Anlagen, wie Vertiefung und Verbreiterung, durch Baggerung oder Heben des Wasserstandes, durch Stauwehr, Einbau fester Böden und Wände.

In allen Fällen ist für eine Badeanstalt eine höher gelegene Lage einer tieferen vorzuziehen.

Über örtliche Bedingungen bei der Anlage von Badeanstalten im Freien enthält der Erlaß des preußischen Kultusministers vom 11. Juli 1910 betreffend Anleitung zur Förderung des öffentlichen Badewesens beachtenswerte Hinweise. Es heißt dort:

„Für das Baden im Freien sind Flüsse oder sonstige Wasserläufe und geeignete stehende Gewässer, wie Seen und Teiche nutzbar zu machen. Notwendige Voraussetzungen sind dabei, daß das Wasser auch in Zeiten großer Trockenheit in ausreichender Menge zur Verfügung steht und daß es zu keinem gesundheitlichen Bedenken Anlaß gibt. Namentlich darf das Badewasser durch Zuflüsse nicht verunreinigt werden. Fluß- und sonstige Bade- und Schwimmanstalten im Freien sind möglichst oberhalb des Ortes, jedenfalls aber so anzulegen, daß das Badewasser keine unreinen Zuflüsse erhält."

Die Nichtbeachtung vorstehender Bestimmungen bei Errichtung öffentlicher Badeanstalten im Freien hat wiederholt zur späteren Schließung der Anlagen geführt, durch die den Besitzern erheblicher Schaden entstanden ist.

Im Anschluß an Bäder im Freien sind Turn- und Spielplätze sehr angebracht, weil der Körper nach kühlem Bade sich durch Bewegung erwärmen will. Einzelne Turngeräte, wie Reck, Barren und dergl. erfordern wenig Platz und sollten in jeder Badeanstalt, auch wenn sie nicht auf natürlichem Boden, sondern über einer Wasserfläche steht, vorgesehen werden. In letzterem Fall lassen sie sich an Holzbauteilen des Unterbaues leicht anbringen. Der Fußboden unter Gerüsten ist abgesehen von Sandboden mit starken Matten oder Turnmatratzen zu belegen.

Wenn irgend tunlich, sollten Spielplätze an die Bäder im Freien angegliedert werden. Sie sind landwärts anzuordnen oder wasserseitig einzufriedigen, da unachtsam Spielende am Wasser gefährdet sind.

Die Verunreinigung des Wassers durch Einleitung industrieller Abwässer und durch Abgänge aus Haushaltungen kann dem Badenden schwere gesundheitliche Schädigungen zufügen. In der Hauptversammlung der deutschen Gesellschaft für Volksbäder 1913 stellte Petruschky-Danzig folgende Leitsätze auf:

1. Die öffentlichen Wasserläufe sind nur dann für Volksbäder zu empfehlen, wenn ihre Verunreinigung einen gewissen bakteriologisch meßbaren Grad nicht überschreitet.
2. Es ist eine wissenschaftliche Kontrolle und dauernde gesundheitliche Überwachung der für öffentliche Bäder benutzten Wasserläufe erforderlich.
3. Eine die Verunreinigung hinreichend beschränkende Flußschutzgesetzgebung ist anzustreben.

Zur Forderung 1 und 2 erachtet Petruschky Wasserläufe, denen regelmäßig Fäkalstoffe zugeführt werden, als ungeeignet zum Baden. Indikator hierfür ist der sogenannte Bacillus coli communis „coliter". Ist der Coliter eines Gewässers regelmäßig 0,01 oder gar 0,1, so hält Petruschky dies bereits für sehr bedenklich.

Durch Reinigung und Filtrierung läßt sich ein zum Baden an sich wenig geeignetes Wasser verbessern. Der erwähnte preußische Ministerialerlaß gibt folgende Anleitung:

„Um den zum Baden benutzten Teil des Gewässers von fremden Gegenständen und gröberen Verunreinigungen freizuhalten, soll das Badewasser durch ein bis nahe auf den Boden reichendes Gitter abgetrennt sein. Um Verletzungen der Badenden zu vermeiden, soll der Boden frei sein von Steinen und scharfen Gegenständen."

Solche rein mechanische Reinigung ist eigentlich selbstverständlich, muß aber immer wieder betont werden. Schwieriger ist die Reinigung des Wassers, wenn seine Untersuchung Unbrauchbarkeit zu Badezwecken ergibt. Um derartige Gewässer verwendbar zu machen, wird folgendes Verfahren empfohlen.

Am Ufer eines Flusses mit verunreinigtem Wasser sind Becken von ausreichenden Abmessungen abzuteilen, an deren oberem Ende eine einfache Wasserreinigungsvorrichtung (Grobkies oder Koksfilter) anzulegen ist. Das Flußwasser wird durch Zentrifugalpumpen auf die Filter gehoben und fließt von diesen in breitem Strom durch das Badebecken wieder in den Fluß. Die zu hebende Wassermenge ist so zu bemessen, daß die Geschwindigkeit mit der das Wasser durch das Becken hindurchfließt, größer als die des Flusses ist, damit kein Zurückfließen unreinen Flußwassers von unten erfolgt. In der Regel werden weder Anlagen noch Betriebskosten so groß, daß eine derartige Anlage unwirtschaftlich würde. Einen anderen Weg, Bäder im Freien mit einwandfreiem Wasser herzustellen, bietet die Anlage künstlicher Becken mit Speisung aus Untergrund oder aus nicht zu entfernten Gebieten.

Unerlässig sind bakteriologische Untersuchungen des Wassers, wenn auf den Flußläufen, welche die Badebecken speisen, Schiffsverkehr stattfindet, und wenn oberhalb der Badeanstalt Kanalisationsabwässer in den Flußlauf eingeführt werden. Das zu untersuchende Wasser muß stets an verschiedenen Stellen entnommen werden. Mit der Entnahme der Wasserproben sind zweckmäßig die Kreisärzte zu betrauen. Weiter ist zu prüfen, ob für den geplanten Umfang der Anlagen ausreichende Wassermenge vorhanden ist.

Bei Badeanstalten in Flußläufen ist auf den Verkehr von Schiffen, Kähnen und Flössen derart Rücksicht zu nehmen, daß die Badebecken sich nur bis in das erste Drittel, höchstens bis in die Mitte des Stromes erstrecken. Ist dann die Wasserfläche nicht ausreichend oder die Tiefe zu gering, empfiehlt sich eine entsprechende Erweiterung des Wasserlaufes.

Neben der Wassermenge ist die Geschwindigkeit des Wassers von Bedeutung. Deutsche Flüsse der Ebene haben durchschnittlich 0,9 m/sec. Geschwindigkeit, die Baden und Schwimmen gut ermöglicht. Geschwindigkeiten über 1,5 m sind durch geeignete Maßnahmen — schräg in die Stromrichtung gelegte und verankerte schwimmende Balken und dergl. — zu verringern. Zu geringe Geschwindigkeit, die ein Abstehen des Badewassers befürchten läßt, kann durch Stauwehre oberhalb oder Abfälle unterhalb des Badeplatzes beschleunigt werden. Auch regelmäßige Umwälzungen mit mechanischen Vorrichtungen wirken dem Abstehen des Badewassers entgegen. Örtliche Untersuchungen in bezug auf Wassermenge und Wassergeschwindigkeit sind naturgemäß immer in trockener Jahreszeit vorzunehmen.

Während Schwimmbecken in Hallenbädern im allgemeinen auf 20 bis 22° C. erwärmt werden, sind Bäder in Wasserläufen bei wesentlich geringerer Wärme gut zu ertragen, wenn man sich darin kräftig bewegt und nicht zu lange darin bleibt. Immerhin reizt die Kälte der Fluß- und Seebäder den menschlichen Körper stark. Solche Bäder dürfen deshalb nicht kurz nach einer Mahlzeit, auch nicht mit allzu leerem Magen, in erhitztem oder stark erschöpftem Zustande genommen werden. Baden für Kräftige und Gesunde ist im Freien bis höchstens zu 12° C. herab noch zweckmäßig. Für Mädchen unter 14 Jahren ist an manchen Orten das Baden im Freien unter der Wasserwärme von 17,5° verboten.

Schwankender als die Wasserwärme in Fluß und Seebädern ist die Luftwärme; auch bei scheinbar vollkommener Windstille ist die Luft fast immer noch in ständiger, dem bekleideten Körper nicht wahrnehmbarer Bewegung: Jeden Augenblick bald wärmer, bald kälter, wenn auch nur wenige Zehntel Grad, erzeugt sie durch fortwährend erneuerten Reiz auf Nervenendigungen ein beständiges Spiel mit den Blutgefäßen und infolge fortwährend wechselnder Zusammenziehung und Erweiterung eine Art Massage, die lebhaften Blutumlauf im ganzen Körper hervorruft. Wir wissen nicht, zu welcher Leistung unsere Haut fähig ist. Daher empfiehlt es sich, vor dem Baden (bei niedriger Luftwärme) unbekleidet nur kurze Zeit in der Luft zu verweilen, nur ebenso lange, wie ein beim Gehen erhitzter Körper gebraucht, um sich abzukühlen und während dieser Zeit sich zu bewegen. In der Regel ist die Luftwärme einige Grad höher als die Wasserwärme. Bei starken Wärmegradstürzen geht dagegen die Luftwärme schnell unter die des Wassers hinunter, besonders in den Morgen- und Abendstunden. Baden im Freien ist naturgemäß erfrischender, wenn die Luft wärmer als das Wasser ist. In jedem Fall ist, besonders bei ersten Bädern und für schwächliche Personen empfehlenswert, nach Verlassen des Wassers, spätestens wenn sich im Wasser leichtes Frösteln (Gänsehaut) einstellt, sofort den ganzen Körper trocken zu reiben und die Wirkung des Abreibens durch Bewegung fortzusetzen.

Durch die meisten Polizeiverordnungen ist für das freie Baden in Gewässern vorgeschrieben:

„daß Personen männlichen Geschlechts mindestens eine Badehose, Personen weiblichen Geschlechts, einen Badeanzug, der Schultern, Brust, Leib und Beine etwa bis zum Kniegelenk bedeckt, anzulegen haben".

Wenn auch Badegäste meist eigene Bekleidung mitbringen, muß doch eine dem Bedarf entsprechende Anzahl von Badehosen und Badeanzügen zum Verleihen in jeder Badeanstalt bereit liegen. Eine gründliche Reinigung ausgeliehener Badewäsche ist unbedingt erforderlich. Während dies bei Badeanzügen leicht möglich ist, lassen sich die von Frauen und Mädchen leihweise benutzten Badehauben aus Gummi oder ähnlichen Stoffen nur so schwer waschen, daß eine jedesmalige Reinigung nach der Benutzung meist unterbleibt. Es hat sich deshalb die Badehaube „Nixe" (aus vollständig wasserdichtem Papier mit Befestigungsbändern bestehend) bei Schwimmen, Springen und Tauchen vorzüglich bewährt, genau wie die teueren Gummihauben. Die Anschaffungskosten sind so gering, daß die Badeanstalten solche Hauben mit kleinem Verdienst für 10 Pfennige abgeben können. Ihre Verwendung bedeutet einen nicht zu unterschätzenden Fortschritt auf dem Gebiete der Reinlichkeit.

Trockentücher sollen möglichst rauh sein; für empfindliche Personen sind lange Bademäntel zu empfehlen, die ein schnelleres Abreiben des ganzen Körpers ermöglichen. Selbstverständlich müssen auch ausgeliehene Trockentücher nach jedesmaligem Gebrauch gründlich gewaschen werden, bevor sie dem Wäscheschrank wieder eingefügt werden.

Infolge eines Preisausschreibens der Deutschen Gesellschaft für Volksbäder auf Erlangung zweckmäßiger und preiswerter Badetücher aus Papierstoff haben einige Fabriken Proben angefertigt, die auf der Hauptversammlung der Gesellschaft 1912 allgemeinen Beifall fanden. Die Anschaffungskosten stellten sich auf 0,8 bis 1 Pfennig für das Stück. Sie sind aus weichem, tuchartigem wasseraufnahmefähigem Papierstoff hergestellt, welcher der Arbeit der Hände den nötigen Widerstand entgegensetzt. Diese Papierhandtücher werden zwar vorwiegend zum Trocknen der Hände in 30×34 cm Größe hergestellt. Da dies jedoch in Rollen von 34 m gleich 100 Blatt erfolgen kann, sind sie bei Verwendung entsprechend größerer Stücke vielleicht auch als Trockentücher für ein Vollbad geeignet, besonders für Personen, die viel baden.

Auch bei Bädern im Freien empfiehlt sich vor der Benutzung des Schwimmbeckens die Reinigung des Körpers unter einer Brause oder in einem besonderen Waschraum. Wo dies nicht der Fall, soll Seife in der Anstalt zu erhalten sein. Die Seifenverwendung ist aber nur in einem besonderen Seifabteil zulässig, im Badebecken ausnahmsweise nur dann, wenn ein besonders starker Ab- und Zufluß vorhanden ist. In den Berliner städtischen Volksbädern wurde geruchlose reine Kokosseife verwendet und verabfolgt: in 5-g-Stücken (der Preis war M. 54,— für 100 kg) unentgeltlich mit der Badekarte an der Kasse, in 50-g-Stücken (M. 53.— für 100 kg) gegen Zahlung von 5 Pfennigen.

Gute Waschseife muß mindestens 70 %/0 Fettsäure enthalten.
Leihweise Abgabe von Reinigungsmitteln, wie Bürsten, Kämmen und dergl. ist unstatthaft, dagegen könnten zu geringen Preisen mit Seifenwasser imprägnierte Loofahstückchen zum einmaligen Gebrauch abgegeben werden.

Eine Anweisung zur Rettung Ertrinkender muß an geeigneter Stelle in jeder Badeanstalt ausgehängt werden. Der erwähnte preußische Ministerialerlaß fordert:

„Auf die Bereithaltung der zur Rettung Verunglückter erforderlichen Apparate, Boote, Stangen, Rettungsleine, Gürtel, Wiederbelebungsmittel, Verbandskasten usw. ist Bedacht zu nehmen. Es ist dafür zu sorgen, daß unter dem Badepersonal eine des Schwimmens und Tauchens kundige tunlichst als Schwimmlehrer, jedenfalls aber in der ersten Hilfeleistung ausgebildete Person ist. Eine Anleitung zur Wiederbelebung Ertrunkener oder Scheintoter wird in Plakatform deutlich und lesbar an geeigneten Stellen anzubringen sein. Alljährlich ist das Badepersonal daraufhin zu prüfen, ob es mit den verschiedenen Rettungseinrichtungen Bescheid weiß, und festzustellen, ob die erforderlichen Gerätschaften bereit sind und Medikamente wie Karbol, Watte und dergl. vorhanden sind. Diese Prüfung läßt sich sehr gut zu Beginn der Badezeit durch den Kreisarzt ausführen. Der Inhaber einer Badeanstalt, der die erforderlichen Rettungseinrichtungen nicht ordnungsgemäß vor und im Betrieb erhält, macht sich haftbar, gegebenenfalls auch strafbar. Lobenswert sind Vereinigungen, die Unterricht im Rettungsdienst erteilen, Wettbewerbe hierfür ausschreiben und für erfolgreiche Leistungen Ehrenpreise verleihen.“

Öffentliche Badeanstalten sind einer amtlichen Aufsicht unterstellt.

Der Oberpräsident der Rheinprovinz hat die Aufsicht durch Erlaß vom 15. Juni 1912 wie folgt geregelt:

„Die Aufsicht über den baulichen Zustand der Anstalten übt das Wasserbauamt aus, in dessen Bereich sie sich befinden. Neue Badeanstalten dürfen erst in Betrieb genommen werden, wenn durch eine Bescheinigung des zuständigen Wasserbauamts nachgewiesen ist, daß keine Bedenken gegen die Benutzung vorliegen, bestehende Anstalten müssen jährlich geprüft werden und dürfen von Jahr zu Jahr nicht eher benutzt werden, bevor eine gleiche Bescheinigung vorliegt. Bei größeren Städten kann die Übertragung auf die Stadtbauämter erfolgen.“

Im preußischen Ministerialerlaß von 1910 heißt es:

„Die Leitung des Betriebes soll nur zuverlässigen, in der Badepflege gut ausgebildeten Personen übertragen werden. Auszuschließen sind Personen, welche die Heilkunde gewerbemäßig betreiben, ohne daß sie staatlich anerkannt sind oder das Gewerbe früher betrieben haben. Es sollen nur unbescholtene und gesunde Personen als Badepersonal angenommen werden. Es empfiehlt sich auch, für den Betrieb bestimmte Vorschriften zu geben, die durch eine Betriebsordnung dem Personal bekannt zu machen und von jedem Angestellten zu unterschreiben sind. Selbstverständlich soll zur Bedienung badender Frauen nur weibliches, badender Männer nur männliches Personal tätig sein."

Über die Beaufsichtigung beim Baden von Schulkindern hat die Regierung zu Danzig folgende Verfügung erlassen:

„Die Lehrer tragen, wenn sie Kinder zum Baden führen, die volle Verantwortung für deren Gesundheit und Leben. In allen Fällen müssen, wenn ein gemeinsames Bad der Schüler veranstaltet wird, Kinder davon befreit werden, deren Eltern die Beteiligung am Baden nicht wünschen. Unstatthaft ist es, Knaben und Mädchen gleichzeitig unter Aufsicht einer einzelnen Lehrperson baden zu lassen. Für Mädchen ist jedenfalls die Aufsicht einer Lehrerin notwendig. Wer nicht genügend schwimmen kann, mit der Hilfeleistung bei Unglücksfällen nicht völlig vertraut ist, insbesondere aber, wer sich nicht darauf verlassen kann, daß die Kinder ihm aufs Wort Folge leisten, darf es nicht wagen, unter seiner Aufsicht Schulkindern das Baden in offenen Gewässern zu gestatten. Nur flache Stellen mit festem Grund dürfen zum gemeinsamen Baden benutzt werden. Die Zahl der gleichzeitig badenden Kinder darf nicht zu groß sein, etwa 20 bis 30 und ist jedesmal vor dem Eintritt ins Wasser und sogleich nach dem Verlassen festzustellen. Die Lehrpersonen müssen mitbaden, die Kinder zwischen sich und dem Ufer haben und sie unausgesetzt beobachten. Am Meeresstrande darf selbstverständlich nur bei ruhiger See gebadet werden."

Unter die Beaufsichtigung fällt auch die Verwahrung der Wertgegenstände der Badegäste. Verluste in Badeanstalten haben oft zu Streitfällen geführt. Zweckmäßig sind Ausweismarken für Badegäste. Um deren Verlust zu vermeiden, sind sie unverschieblich am rechten Handgelenk zu befestigen, beim Schwimmen sind sie nicht im geringsten hinderlich. Nach einer Entscheidung des Reichsgerichts kann der Eigentümer einer Badeanstalt nicht in Anspruch genommen werden, wenn dem Badegaste die Legitimationsmarke, die er für abgegebene Wertgegenstände erhalten hat, aus seiner Badeanstalt gestohlen wird und dem Dieb die unbefugte Erhebung der Wertgegenstände gelingt.

In Berliner städtischen Badeanstalten ist an jeder verschließbaren, nur vom Wärter zu öffnenden Zelle innen ein Täfelchen angebracht, auf das der Badegast ein Kennwort schreibt, bevor er die Zelle verläßt. Der Wärter öffnet bei Angabe des Kennwortes die betreffende Zelle, wenn der Badegast sich wieder ankleiden will und überzeugt sich, ob das Kennwort stimmt. Ist dies nicht der Fall, wird der Betreffende angehalten.

II. Anlagen an Flüssen, Seen und Teichen.

A. Bauliche Erfordernisse und innere Einrichtung.

Für die zum Baden im Freien nötigen baulichen Einrichtungen kommen drei Arten in Betracht:

1. Ein freies Bad, das mit Zellen am Ufer oder in dessen Nähe im Wasser verbunden ist;

2. eine geschlossene Anstalt als feste Baulichkeit, im Wasser oder am Ufer stehend;

3. eine geschlossene, auf dem Wasser schwimmende Anstalt.

Der Zellenbau am Ufer ist meist dort zu wählen, wo ein breites und genügend tiefes Gewässer und flach abfallendes Ufer vorhanden ist. Diese Bauart erfordert die geringsten Mittel. Der meist langgestreckte Bau enthält einzelne Zellen und gemeinsame Auskleidehallen mit Türen nach der Wasserseite. Er kann entweder dicht am Wasser liegen und einen hallenartigen, vorgebauten Gang erhalten, von dem die Badenden mittels Treppen und Sprungbrettern ins Wasser gelangen oder vom Ufer landeinwärts zurückgeschoben sein und einen Landstreifen zum Verkehr zwischen Auskleideräumen und Wasser freilassen oder auch im Wasser auf eingerammten Pfählen stehend, wenn das Ufer wenig Raum bietet oder so seicht ist, daß es an genügender Tiefe, namentlich zum Schwimmen fehlt.

In Seen, deren Wasserstand im Laufe des Sommers wenig schwankt, ist die Anlage feststehender Anstalten üblich, die auf dem Wasser über Pfählen errichtet, soweit ins Wasser vorgeschoben werden, daß die für Schwimmer erwünschte Wassertiefe erreicht wird und die Anstalt außerhalb des die Ufer umsäumenden Schilfgürtels liegt. Eine Brücke verbindet die Anstalt mit dem Ufer. Einige Treppen oder Leitern dienen neben Sprungbrettern dem Verkehr von und zum Wasser. Für Nichtschwimmer kann, wenn ein flaches, sandiges Ufer nicht vorhanden ist, ein Becken von wechselnder Tiefe aus Lattenböden und Lattenwänden eingebaut werden. Die Wasserseite wird meist offen sein können. Wenn örtliche Verhältnisse dies nicht zulassen, ist sie nach Art der Seitenwände abzuschließen. Wo wegen stark wechselnden Wasserstandes, also vorwiegend in Flüssen, ein fester Bau unzweckmäßig sein würde, kommen geschlossene schwimmende Anstalten in Frage, deren Aufbau auf eisernen oder hölzernen Pontons oder starken Prähmen ruht, die mittels beweglicher Ringe an starken Pfählen festgehalten werden. Zwischen den Pontons sind ein oder zwei Becken anzuordnen, die mit der Längsrichtung der Stromrichtung gleichlaufen und je stärker die Strömung ist, desto länger zu machen sind, damit die Schwimmer nicht allzuschnell an das Beckenende getrieben werden. Zum Schutze gegen treibende Gegenstände und grobe Verunreinigungen müssen die Becken, soweit sie durch Pontons oder Prähme keinen Schutz finden, mindestens auf der Stromseite, besser noch auf allen Seiten, durch tief eintauchende Gitter begrenzt sein. Die Pontons sind tunlichst so anzuordnen, daß sie einzeln abnehmbar bleiben und zum Zwecke der Dichtung wie zur Abstützung des Aufbaues herausgenommen werden können. Dies ist durch entsprechende Lage der Balken zu erreichen. Zum Schutze gegen treibende Schiffe oder dergleichen sind starke Abweisepfähle vorzusehen. Die Anstalten sind im Winter zum Schutze gegen Eisgang an geschützte Stellen zu ziehen, wenn, wie vielfach der Fall, die Badestelle sehr frei gelegen ist. Im Frühjahr ist dann vor dem Wiedereinbau der Grund zu untersuchen und auszubaggern. In Berliner städtischen Flußbädern werden die Prähme täglich untersucht. Die Verbindung der schwimmenden Anstalten mit dem festen Ufer erfordert einen

Steg, der je nachdem das Wasser steigt oder fällt, herangezogen oder verkürzt oder nachgelassen, d. h. verlängert wird. Hierdurch ist es möglich, daß die Tiefe des Wassers, in dem Nichtschwimmer baden sollen, stets die gleiche bleibt. Der Steg muß sich, um zu vermeiden, daß er bei starkem gegen die Anstalt wirkenden Winddruck losgerissen und zerstört wird, beweglich sein und sich an beiden Anschlägen drehen können. Anlagen auf Wasserläufen mit Verkehr erfordern während der Dunkelheit eine Beleuchtung durch Laternen an den äußeren Ecken.

Badeschiffe. Als geschlossene schwimmende Anstalten sind in den Rheinstädten Badeschiffe gebräuchlich, in Bonn z. B. sind vier Schiffe vorhanden, von denen eines als Freibad dient. In Düsseldorf enthält ein Badeschiff ein Schwimmbecken von 10×45 m. Diese Schiffe, die auch mit Warmbädern ausgestattet sind, werden während des Winters in Sicherheit gebracht.

Das Verhältnis der Flächen zur Besucherzahl ist etwa wie folgt zu ermitteln:

Nach Osthoff sind für 1 Schwimmer 3,5 qm, für einen Nichtschwimmer 1,2 qm zu rechnen, daher für jeden Badegast im Mittel 2,4 qm. Braucht jeder einschließlich des An- und Auskleidens und des Aufenthaltes eine Stunde — in Freibädern halten Besucher sich länger auf als in geschlossenen Schwimmhallen —, kann bei 10stündigem Betrieb jeder Platz 10 mal benutzt werden. Angenommen von 1000 Einwohnern baden im Hochsommer täglich 50, so sind für 1000 Einwohner $\dfrac{2 \cdot 4 \cdot 50}{10} = 12$ qm zu rechnen. Zweckmäßig ist für alle Fälle eine Mindestgröße von 70 qm anzunehmen bei 7×10 m.

Die Wasserfläche des Beckens ist für Schwimmer mit $^2/_3$ bis $^3/_4$, für Nichtschwimmer mit $^1/_3$ bis $^1/_4$ zu teilen und durch ein starkes Tau, schwimmenden Balken, oder Lattengitter zu trennen. Die Wassertiefe soll für Schwimmer tunlichst 1,5 bis 2,5 m, und das Sprungbrett dann wenigstens 3 m lang sein, für Nichtschwimmer ist bei flachem Strand die Grenze bei 1,5 m zu ziehen. Wenn in einem tieferen Wasserlauf ein besonderer Boden eingebaut werden muß, ist diesem bei ausreichender Länge eine Neigung von 0,5 auf 1,5 m fallend zu geben. Bei starkem Besuch durch Kinder ist das Becken außerdem zweckmäßig bei 1 m Tiefe zu teilen. Natürlicher Strand ist, soweit er für Nichtschwimmer eingegrenzt wird, auf Untiefen zu untersuchen; diese sind auszugleichen, zu befestigen und dauernd zu beobachten. Bei Wasserläufen mit starker Strömung und größeren Tiefen sind die Abteile für Nichtschwimmer und Schwimmer stets durch Gitter zu trennen.

Die Wände der Fluß- und Badeanstalten sind in der Regel aus Holz herzustellen. Nur bei Zellenbau am Ufer kommen massive oder Fachwerksbauten in Frage. Die Holzkonstruktionen dürfen nicht zu schwach genommen werden, weil sie dem Einfluß der Witterung stark ausgesetzt sind. Alle mit Wasser unmittelbar in Berührung kommenden Holzteile sollten durch guten Anstrich oder durch gehöriges Tränken mit geeigneten Mitteln (Carbolineum und dergl.) gegen Zerstörung geschützt werden. Die äußeren Aufbauten sind mit Ölfarbe möglichst hell zu streichen. Bei Verwendung eines massiven Unterbaues für die Zellen sind die Holzteile durch gute Isolierung gegen aufsteigende Feuchtigkeit zu schützen. Die Außenwände sind seitlich und am Ufer tunlichst bis zum Wasserstand herabzuführen, wenn die Anstalt auf Pfählen steht. Wo hohe Ufer und Seitenwände notwendig sind, können die Bretterwände durch Binsengeflecht mit Lattenversteifung oder durch leicht bewegliche Binsenbahnen erhöht werden. Bei einfachen Anlagen genügen Wände aus wasserdichtem Leinen zwischen Pfosten. Auch Randbepflanzung schützt vor Einsicht.

Zur Herstellung eines zuverlässigen Bodens muß, wo die natürlichen Verhältnisse an der Badestelle ungünstig sind und die Ausgleichung des Bodens durch Kies nicht tunlich ist, auch wo schlammiger Grund die Badenden gefährdet, zwischen Bohlenwänden eine starke Betonsohle geschüttet oder ein Lattenrost zwischen starken Pfählen gesenkt werden. Es wird dabei auch erreicht, daß der Abteil für Nichtschwimmer stets gleichen Wasserstand behält. Bei tiefen Wasserläufen sind ohnedies künstliche Böden aus starken Lattenrosten herzustellen, die von Pfählen oder — bei schwimmenden Anstalten — von Pontons und Prähmen getragen werden. Drahtgeflecht kann nur für seitliche Abschlüsse in Frage kommen. Wo im Winter starker Eisgang zu erwarten ist, sind Einrichtungen zum Hochheben der eingesenkten Böden vorzusehen. Eine beständige wasserdichte Bedachung ist bei Freibädern vorwiegend über den Hallenbauten für die Zellen sowie für die Räume zum Aufenthalt des Badepersonals, zur Unterbringung der Rettungsgeräte und der Badewäsche zweckmäßig. Für die Becken ist, soweit zulässig, eine Bedachung zu vermeiden, angebracht ist sie nur bei Flußbädern in Städten, um den Einblick von außen zu verhindern, oder um bei jeder Witterung den Badebetrieb zu ermöglichen. Der Vorteil des Flußbades gegen das Hallenbad: freier Zutritt der atmosphärischen Luft und des Sonnenlichtes sowie stärkerer Wechsel der mit Wasserdampf gesättigten Luft wird allerdings bei jeder Bedachung preisgegeben. Bei fester Bedachung ist für gute Entlüftung durch laternenartige Aufbauten mit Luftklappen an den Seiten oder durch offene Seitenteile unter dem Dach zu sorgen. Die Innenansicht des Daches soll hell und freundlich sein, auch hoch genug über dem Wasserstand liegen, um den Besuchern den Eindruck des Naturbades nicht zu beeinträchtigen. Oberlichte in der Dachfläche oder Fenster in seitlichen Aufbauten müssen Tageshelle geben.

Eine bewegliche Bedachung ist sowohl für die eigentlichen Badeabteile wie auch für die umgebenden Baulichkeiten möglich. Für die Bedachung offener Badeanstalten ist auch Segeltuch zum Aufziehen in einzelnen Bahnen hergerichtet verwendbar. Schließlich kommt die Ausführung der ganzen Bedachung als aufklappbares, auf Schienen verschiebbares Glasdach in Frage.

In Wasserläufen, die Verunreinigungen mit sich führen, ist ein Schlammfang vorzusehen. An der Zuflußstelle, d. h. in der Stromrichtung vor den Becken sind Rechen, am besten aus schmiedeeisernem oder aus starkem Drahtgeflecht (Stabentfernung oder Maschenweite zwischen 15 bis 40 cm) fest einzubauen. Um ein zu schnelles Zusetzen der Rechen zu vermeiden, sind sie etwas schräg anzubringen, d. h. mit der Stromrichtung nach der Flußmitte zu, wodurch ein Abgleiten größerer Schlammfladen erreicht wird. Trotzdem muß der Rechen zugänglich sein, wenigstens vom Boot aus.

Bei Wasserläufen mit schwacher Strömung ist der Einbau keilförmiger Stau- und Tauchwände — erstere von etwa 1 m unter der Wasserfläche bis zum Grund, letztere von 0,5 m über der Wasserfläche bis 0,5 m unter die Oberkante der Stauwände reichend — zweckmäßig.

Schwimmende Anstalten, besonders solche auf Pontons oder ähnlichen Schwimmkörpern erfordern Rücksichtnahme auf Wasserzufluß. Die Pontons müssen der Länge nach in der Stromrichtung liegen und an den der Stromrichtung zugewendeten Enden spitz auslaufen. Zwischen ihnen muß genügender Raum zum Durchfluß bleiben, damit das Wasser sich nicht staut, brandet und die Baustelle unnötig angreift. Zwischen und unter den Pontons können Schlammfänge eingebaut werden. Wo örtliche Verhältnisse ein Hereinrücken der Anstalt an das Ufer bedingen, so daß ein hafenartiger Einbau entsteht, ist dem an das Ufer grenzenden Beckenteil durch einen Zuflußkanal stets frisches Wasser zuzuführen, um ein abstehendes Badewasser zu verhüten. An der stromabwärts liegenden Seite sind die Pontons so anzulegen, daß durch ungehinderten Durchfluß das Wasser stets erneuert wird.

Bei den ins Ufer eingelassenen Anstalten ist ein Ablaufgraben vorzusehen, um gleichmäßigen Durchfluß durch die ganze Beckenfläche zu ermöglichen. Wo zur Erreichung der nötigen Tiefe der Wasserlauf an der Badestelle ausgebaggert werden mußte, ist eine Einfassung durch Bohlwerk nötig, um allmähliches Zuschlammen zu verhüten.

Da Flußbäder mit ihrer Längsachse in der Stromrichtung liegen sollen, ist der Zugang zweckmäßig an die stromabwärts gelegene Schmalseite zu legen. Hierdurch ist es möglich, nahe am Eingang den Seifraum unterzubringen. Offene Auskleidehallen sollen in der Nähe des Einganges liegen, wo sie unter der Aufsicht des Badewärters, der sich meist hier aufhält, stehen. Vor den Ankleidezellen an den Längsseiten ist ein Gang von 1,5 bis 2 m anzulegen. Die Schwimmbecken sind rings herum mit einem Umgang zu versehen. Über die Ausführung solcher Umgänge heißt es im Preußischen Ministerialerlaß von 1910:

„Auch müssen die Laufbretter, um sie splitterfrei zu erhalten und das Ausgleiten zu verhüten, gehörig abgekantet, höchstens 15 cm breit und quer zum Schritt gelegt sein. Zwischen ihnen müssen Fugen von mindestens 1 cm Weite gelassen werden, um das Abfließen des Wassers zu erleichtern. Außerdem ist es zweckmäßig, die Bretter des Fußbodens mit Ölfarbenanstrich zu versehen und sie mit dünnen Kokosläufern oder anderen geeigneten Stoffen zu belegen. Zum Einsteigen in das Wasser sind Treppen und Leitern anzubringen."

Die dem Schwimmbecken zugewendete Eingangsseite ist mit einem 1 m hohen Geländer zu versehen, das nur durch Treppen, Leitern und Sprungbretter unterbrochen wird. Für Nichtschwimmer sind Treppen, für Schwimmer dagegen Leitern zweckmäßig, weil sie weniger Beckenfläche einnehmen.

Bei größeren Anstalten, in denen ständig eine Person den Kassendienst versieht, ist der Kassenraum am Eingang der Anstalt oder am Steg zu dieser unterzubringen. Er ist mit Wandfächern für auszuleihende Badewäsche auszustatten. Die den Badegästen gehörige, in der Anstalt aufbewahrte Wäsche ist besser im Bad selbst vom Wärter in einem besonderen Raum unterzubringen.

Unentbehrlich sind Auskleidehallen oder verschließbare Zellen. Es ist vorteilhaft, beide Arten anzulegen. Offene, ohne Entgelt zu benutzende Hallen zum gemeinsamen Entkleiden sind an der Wand mit einer Bank und darüber befindlichen Kleiderriegeln auszustatten. Die Platzbreite soll etwa 60 cm mit je zwei Kleiderhaken im Abstande von $17 \div 20$ cm betragen. Verschließbare Fächer im Banksitz können die Ausstattung vervollkommnen.

Die Einzelankleidezellen sind etwa 1,2 m im Quadrat oder 1 m breit und 1,03 m tief anzulegen und mit einer Sitzbank, einer Fußmatte, einem Wertsachenkästchen, einem Spiegel und zwei Kleiderhaken auszustatten. Die Türen müssen von außen verschließbar sein. Für Licht- und Luftzufuhr ist mindestens durch eine Öffnung zwischen Tür. und Dachaufbau zu sorgen. Bestimmte Durchschnittswerte für das Verhältnis zwischen Wasserfläche und Anzahl der Auskleidegelegenheiten lassen sich nicht angeben. Im allgemeinen wird auf $3 \div 4$ qm Wasserfläche eine Auskleidegelegenheit gerechnet unter Annahme von 20 v. H. in Einzelzellen.

Sprungbretter dürfen nur über einer Wassertiefe von mindestens 3 m angebracht werden. Geringere Tiefen haben mehrfach zu tödlichen Unfällen Veranlassung gegeben. Die Sprungbretter müssen mindestens 1,3 m über dem Wasserspiegel liegen; ihre üblichen Abmessungen sind: Breite 40 cm, Ausladung 2 m, Steigung gegen den Horizont 20°. Als widerstandsfähiges Holz hat sich Pitchpine bewährt. Es ist mit Kokosläufern zu bespannen oder mit Leinen oder ähnlichen Stoffen zu umkleiden.

Bedürfnisanstalten werden behördlicherseits vorgeschrieben. Abgänge dürfen nicht in das Wasser geleitet werden, sondern sind für die Abfuhr in dichten Behältern zu sammeln. Aborte erfordern undurchlässigen Fußboden, sie müssen ausreichend hell sein und luftig. Zur Vermeidung der Verunreinigung von Badewasser und Umgängen sind Speinäpfe mit Wasserfüllung in ausreichender Zahl aufzustellen und durch Tafeln mit der Aufschrift: „Speinapf" kenntlich zu machen. Bei starkem Besuch sind sie täglich mehrmals, mindestens aber allabendlich durch Einschütten des Inhalts in Aborte zu leeren, zu reinigen und neu zu füllen. Besondere Warnungstafeln sollen das beliebige Ausspeien verbieten. Im Bade selbst ist es nicht ganz zu vermeiden, weil sich Speirinnen und Speilöcher wie in Hallen und Schwimmbädern nicht anbringen lassen. Für Papierabgänge sind an geeigneter Stelle Papier- und Müllkästen aufzustellen, die täglich mindestens einmal geleert werden müssen.

Die Wärme von Wasser und Luft ist auf einer Tafel, die zweckmäßig an der Kasse aufzuhängen ist, zu den verschiedenen Tageszeiten genau in Graden Celsius zu verzeichenen. An einigen

Orten ist der Kassierer oder Badewärter verpflichtet, über die Luft-
und Wasserwärme Buch zu führen.

Für erste Hilfeleistung und Rettungszwecke ist ein Verband-
und Behandlungsraum mit Ruhebett, wollenen Decken, Reibetüchern,
Tragbahren, Arzenei- und Verbandkasten vorzusehen.

B. Herstellungskosten.

Wegen der Verschiedenheit der natürlichen Verhältnisse der
Größe der Anstalten und der Art ihrer Ausstattung schwanken die
Herstellungskosten beträchtlich. Als ungefährer Anhalt seien hier
nur einige Beispiele angeführt. Es haben in Friedenszeiten
vor dem Krieg gekostet:

1. Ein Doppelbad mit einem Becken von 130 qm, einem zweiten
von 80 qm Wasserfläche, je mit zehn Auskleideräumen, einschließlich
der inneren Ausstattung M. 6000,—.

2. Ein einfaches Bad von 240 qm Wasserfläche mit vier
besonderen Zellenbädern 6700 Mark.

3. Eine Anstalt von 1500 qm Beckenfläche mit zehn Ankleidezellen für 1 ÷ 2 Personen, fünf Ankleidezellen für je 4 Personen,
offenen Hallen für 150 Personen, Wasch- und Abseifzellen mit zwei
Brausen 30 000 Mark.

4. Ein Strandbad mit Herren- und Damenbad von je 20 × 25 m
und 1,50 m Tiefe, dazwischen ein Familien- und Schwimmbad
mit Becken von 135 × 20 m, alle drei Becken mit Betonbelag,
35 000 Mark.

5. Ein Doppelbad mit zwei getrennten Becken und einem
Mittelbau, in dessen Untergeschoß auf der Männerseite 105, auf
der Frauenseite 112 offene Auskleideplätze mit Schränken, einem
Brauseraum, einem Wärterraum und einem Vorratsraum liegen,
während das Obergeschoß einen Trockenraum für Wäsche enthält,
zu dem von jedem Abteil getrennte Treppen führen. An Umgängen
auf der Männerseite befinden sich 26, auf der Frauenseite 21 verschließbare Zellen, ein Brauseraum, ein Wärterraum, zwei Geräte-
räume und Eingänge mit Kontrollen. Die Becken je 10 × 15 m
groß, sind zu $^2/_3$ für Schwimmer bestimmt, die Tiefe nimmt von
0,6 bis 2,5 m zu. Die Kasse liegt am hohen Ufer. Hier trennen sich
die Eingänge für Männer und Frauen. Die ganze Anstalt ist 22 × 40 m
groß, zierlich aus Holzfachwerk mit Yellow-Pine Brettbekleidung
hergestellt und mit Holzschindeln bedeckt. Die Kosten haben einschließlich der Einrichtung 96 000 Mark betragen.

Diese Beispiele ergeben auf die reine Beckengröße berechnet,
ohne Grunderwerb, für 1 qm Schwimmbecken mittlere Kosten
von 21,05 Mark.

6. Die drei Rheinbadeanstalten der Stadt Bonn bieten bei
äußerlich gleicher Erscheinung durch Größe und mannigfache Anordnung eigenartige Lösungen. Das größte Schwimmbecken von
45 m Länge und 9,5 m Breite enthält ein 1904 hergerichtetes Herrenbad. Die Anstalt schwimmt auf zwei äußeren vierteiligen Pontons
aus verzinktem Eisenblech von je 63,5 m Länge, 2,1 m Breite und
1,2 m Höhe, zu denen unter der Mitte der Schmalseite noch zwei
kurze Pontons von je 9 m Länge hinzukommen. Alle Pontons sind

durch einen großen eisernen Versteifungsrahmen miteinander verbunden, in dem zugleich die Balken für den Unterbau der Badehäuser mit eingespannt sind. Das Bad ist von einem äußeren, nur 1 m breiten, mit eisernem Geländer gesicherten Umgang, der nur der Bedienungsmannschaft zugänglich ist, umgeben. Auf den inneren 1,9 m breiten Umgang münden 80 Auskleidezellen an den Längsseiten und vier gemeinsame Schülerauskleideräume an der oberen Kopfseite. Die untere Kopfseite enthält den Zugang vom Steg her, ferner Waschküche und Wohnung des Badewärters. Das durch zahlreiche Treppen zugängliche Schwimmbecken hat am unteren Stromende 0,80 m Wassertiefe, die sich bis zum oberen Ende in einheitlichem Gefälle auf 2,5 m steigert, so daß ein Drittel für Nichtschwimmer bleibt. Am unteren Ende ist eine Schwimmlehrerbrücke wie eine Bühne, über der kalte Brausen liegen, angebracht. Das ganz mit Holz gedielte Schwimmbecken hängt in 20 Differentialflaschenzügen, die am Dachbinder und oberen Eisenrahmen befestigt sind. Das Bad ist ganz mit Zinkblech überdacht, jedes Binderfeld enthält ein offenes Oberlicht von 2,5 × 3 m. Die Baukosten betrugen 76 000 Mark.

Das Frauenbad in der Mitte liegend, enthält auch den Hauptzugang zum Herrenbad mit Kasse und Wäscheausgabe und zwei Räume für den Bademeister. Das Schwimmbecken mit Zubehör, dem des Herrenbades gleich, ist 35,18 × 8,83 m groß. Es enthält 53 Auskleidezellen, am oberen Kopfende 9 Einzelbadezellen für Rheinbäder, am unteren Kopfende 13 Wannen-Warmbäder.

Das dritte Bad ist Freibad, vom Ufer besonders zugängig, mit einem Schwimmbecken von 40,9 × 8,45 qm. Es enthält 16 Zellen. Die übrigen Auskleideräume sind offen.

III. Anlagen mit künstlicher Vorkehrung zur Beschaffung des Wassers.

A. Gewinnung und Reinigung des Wassers.

Das Fehlen eines natürlichen Wasserlaufes oder Wasserbeckens bedingt zur Herstellung von Schwimmbecken im Freien künstliche Vorkehrungen. Die zunehmende Verunreinigung der Flußbäder durch Industrie und Schiffahrt stellt den dauernden Bestand der Flußbäder in Frage. Hallenbäder in geschlossenen Räumen erfordern hohe Kosten für Anlage und Betrieb und können deshalb einen vollen Ersatz für freie Fluß- und Seebäder nicht bieten.

In bezug auf die Beschaffenheit des Wassers ist zu fordern, daß sein Aussehen klar und frei von Trübungen ist, die leicht durch Bestandteile des Wassers selbst, auch durch den Beckengrund oder durch äußere Einwirkungen entstehen. Organische und unorganische Schwebestoffe, insbesondere Ton, Detritus, Pilzfäden machen das Wasser unansehnlich. Gelbliche bis gelbbraune Farbe deutet auf organische Verunreinigung, starken Eisengehalt und Huminstoffe, die dem Wasser einen dumpfig moorigen Geruch geben. Indessen beweisen Durchsichtigkeit und Klarheit des Wassers allein noch nichts. Je länger es steht, um so mehr kann sich Ammoniak bilden,

Kalk fällen und um so reiner wird es für das Auge. Fraglich aber bleibt, ob dies auch innere Reinheit bedeutet. Hieraus folgt die Notwendigkeit einer Untersuchung und Feststellung der Ursachen der Verunreinigung. Diese Mißstände sind fast immer durch richtige Fassung oder Behandlung des Wassers zu beheben. Äußerliche (physkalische) Verunreinigungen und Beimischungen, Trübungen des Wassers durch mitgeführte Schwimm- und Sinkstoffe sind durch Klärbecken und Filter zu beseitigen. Wenn an chemischen Bestandteilen der Kalkgehalt zu groß ist, wird das Wasser zu hart, setzt Kesselstein ab, versintert Rohrleitungen und bedingt einen größeren Verbrauch an Seife für Bäder und Wäsche als weiches Wasser. Es sind deshalb nicht über 14 deutsche Härtegrade zuzulassen. Ein deutscher Härtegrad ist gleich 1 Gewichtsteil Kalk in 100000 Teilen Wasser. Fluß-, See- und Talsperr-Wässer sind meist sehr weich — 0,6 bis 3,5° —, Grundwässer wechseln im Alluvium zwischen 3 und 15°, aus Tiefbrunnen und Quellen zwischen 3 bis 70°.

Wo der Anschluß an eine öffentliche Wasserleitung ausgeschlossen ist und das Badewasser aus Flüssen und Seen entnommen wird, sind Messungen der Wasserstände und Wassermengen, namentlich der Größt- und Kleinstwerte vorzunehmen, sowie Dauer und Häufigkeit einzelner Perioden vor der Anlage von Entnahmestellen festzustellen.

Zur Entnahme sind Flußwasserfassungen nur da anzulegen, wo das Wasser tief und rasch fließt, fern von Abwässereinmündungen und Schiffsliegeplätzen. Der Entnahmekopf ist durch gut zugängliche Gitter und Seiher der Verlagerung durch Treibzeug und Grundeis, durch Pfähle gegen sonstige Beschädigung zu schützen. Schwankungen des Wasserstandes sind dabei zu berücksichtigen. Für kleine Anlagen kann die Entnahme aus Zisternen in Frage kommen. Das atmosphärische Wasser ist oft durchaus einwandfrei; ein fader Geschmack läßt sich durch Einwerfen von Stücken gebrannten Kalkes verbessern. Durch Voruntersuchungen ist die Menge und Verteilung jährlicher Regenfälle festzustellen. Eine Zisternen-Anlage besteht aus einer Auffangfläche, einem Rückhalteraum mit grobem Kies gefüllt, der Verunreinigungen zurückhält, einem Behälter, der entlüftbar sein muß und tunlichst mit einem durch Schieber zu sperrenden Leerlauf zu versehen ist. Das Innere ist gegen Licht und Schmutz zu schützen.

Die verbreitetste Verunreinigung, namentlich der Grundwässer, besteht in Eisengehalt. Das Wasser wird an der Luft trübe, setzt gelbbraune Flecken ab, welche die Wäsche beschmutzen, und kann auch durch Entwicklung von Eisenalgen die Rohrleitungsquerschnitte verengen und versperren. Der Gehalt an Eisen ist sehr schwankend, selbst in einem und demselben Brunnen. Enteisenungsverfahren verteuern nach Schleyer den Wasserpreis nur um etwa 1 Pf. für 1 cbm.

Mangangehalt im Wasser setzt bei seiner Ausscheidung einen schwarzen, äußerst lästigen Schlamm ab und wird in Algenkörpern noch reichlicher aufgespeichert als Eisen. Er ist daher für Rohrleitungen besonders nachteilig.

Bakteriologische Bestandteile finden sich fast in jedem Wasser. Zu unterscheiden sind harmlose und pathogene Bakterien.

Letztere vermehren sich als Krankheitsüberträger für Cholera, Typhus und Ruhr bekanntlich ungeheuer. Ihre Lebensdauer im Wasser ist unter günstigen Umständen an Schlamm und Staubteilchen in Behältern und Brunnen unbegrenzt.

Quellwasser ist da, wo es einwandfrei vorhanden ist, am einfachsten verwendbar. Voraussetzung für eine wohlfeile Anlage ist, daß der Boden in der Beckensohle eine künstliche Befestigung nicht erfordert, solche vielmehr höchstens für Böschungen nötig wird. Das Erdreich darf ferner nicht durch Wasser gelöst werden. Es sind daher Sand- und Kiesschichten zu wählen. Um die Beckenfüllung mit Grundwasser ohne künstliche Hebung zu erreichen, muß die Sohle des Beckens um die beabsichtigte Tiefe unter dem Niedrigwasserstand liegen. Eine gleichbleibende Wassertiefe im Becken ist durch einen Überlauf zu erreichen, der das in der Richtung des Grundwasserstromes überfließende Wasser durch einen Kanal ableitet. Ist ausreichender Grundwasserstrom in der Beckenhöhe vorhanden, genügt er zur Erzielung des nötigen Wasserstandes.

Die Entnahme aus Tiefbrunnen empfiehlt sich zur Füllung künstlicher Becken im allgemeinen überall da, wo brauchbares Wasser in erreichbarer Tiefe zur Verfügung steht. Ist in Tiefbrunnen der für freien Auslauf erforderliche artesische Auftrieb nicht vorhanden, muß das Wasser künstlich gehoben werden. Die Tiefbrunnenversorgung hat den Vorzug, daß die Becken nicht so tief auszuheben sind wie bei Füllung unmittelbar mit Grundwasser. Der ausgehobene Boden ist zur seitlichen Anhöhung zu benutzen; die Wände und Sohlen müssen undurchlässig sein, um Versickerung zu verhindern.

Eine eigene Wasserbeschaffung empfiehlt sich,

    a) wenn Quellwasser natürlich dem Bade zufließt und keine anderen oder nur geringe Betriebskosten entstehen;

    b) wenn die Kraft zur Wasserhebung von einem benachbarten Betriebe entweder billig entnommen werden kann oder sonst günstig zur Verfügung steht;

    c) immer wenn die eigenen Anlagen in der Herstellung und im Betriebe wirtschaftlicher sind als der Anschluß an eine öffentliche Leitung.

In einzelnen Fällen kann es zweckmäßig sein, eine öffentliche oder gewerbliche Anlage mit der eigenen zur Sicherstellung des Betriebes zu verbinden. Der Einlauf ist dann so anzuordnen, daß Wasser aus eigenem Betriebe nicht in die andere Leitung eintreten kann.

Wasser von verschiedener Güte kann in Frage kommen, wenn ein den Anforderungen an Trinkwasser nicht genügendes, für Badezwecke aber geeignetes Wasser billig zu beschaffen ist. Die Trennung beider Wasserarten ist streng durchzuführen. Das Wasser der öffentlichen Leitung dient dann für Trinkzwecke, Hydranten, Hochdruckbrausen, Aborte, Kesselspeisung und Wäscherei. Anderes ausschließlich für Badezwecke.

Wenn die Wasserbeschaffung durch Anschluß an eine dem Badegrunsdtück benachbarte oder nahegelegene gewerbliche öffentliche oder ähnliche Anlage, z. B. Elektrizitätswerk, Gaswerk, Schlachthof, Bahnhof, Fabrik, Brauerei und dergl. erfolgen kann, ist diese natürlich einer eigenen Anlage vorzuziehen; es muß aber die dauernde Berechtigung gesichert sein. In Gemeinden ohne öffentliche Wasserleitung wird häufig eine der vorgenannten Anlagen die Wasserversorgung insbesondere für kleine Anstalten übernehmen können. Oft ist dadurch erst eine Rentabilität des Bades gegeben. Zu beachten ist aber dabei, daß Wasser für gewerbliche Zwecke nicht immer den Anforderungen an Badewasser entspricht.

Bei großen Anlagen sind stets Sammelbehälter vorzusehen, um Schwankungen und Verbrauch in der Wasserzuführung auszugleichen. Ihr Inhalt muß etwa dem halben Tagesverbrauch entsprechen. Schwimmbecken werden meist nur durch Anschluß an die öffentliche Wasserleitung oder an große Betriebe, nicht aus eigener Anlage zu speisen sein.

Eine wesentliche Forderung bei allen Arten von Anlagen, vor allem bei künstlichen Becken, ist der Schutz gegen äußere Verunreinigungen. Wälle und Randpflanzungen, die auch gegen Einblick schützen, sind nicht überall möglich. Immer ist aber Vorsorge zu treffen, daß das Oberflächenwasser, welches sich in der Nähe ansammeln kann, vom Becken durch geeignete Führung abgeleitet wird. Wo die Gefahr des Eindringens besteht, ist wenigstens ein Kieswall von mäßiger Höhe als Filter anzulegen.

Es gibt zahlreiche Reinigungsverfahren. Ihre Anwendung richtet sich nach der Art der Verunreinigung. Von Schwebe- und Schwimmstöcken wird das Wasser in Absitzbecken mit oder ohne Zusatz von Chemikalien oder durch Filterung gereinigt. Makroskopische Lebewesen — Plankton — sind durch Filterung, mikroskopische Bakterien durch Filterung oder durch Ozonverfahren zu beseitigen. Von gelösten Stoffen können in technisch befriedigender Weise beseitigt werden Eisen, Kalk und Huminstoffe. Die Reinigung von Mangan dürfte, wenn auch zum Teil noch angezweifelt, eine praktische Lösung gefunden haben, während die sehr wichtige Beseitigung der Chloride bisher noch umstritten ist. Absitzbecken sind vorwiegend bei verunreinigtem Oberflächenwasser anzunehmen, insbesondere von Flüssen, bei denen die im Wasser enthaltenen, oft ziemlich schweren Schwebestoffe verhältnismäßig rasch zu Boden fallen, wenn das Wasser ruhig im Becken steht oder mit einer Geschwindigkeit von $1 \div 2$ mm/sek. hindurchfließt. Absitzbecken sind offen oder überdeckt herzustellen. Ihre Länge und Breite ist ohne wesentlichen Einfluß auf die Wirkung, maßgebend ist die Durchflußzeit. Sie richtet sich nach dem Schwebestoffgehalt und liegt meist zwischen $^1/_2$ und 2 Stunden, bei günstigen Verhältnissen können 20 Minuten genügen.

Sollen z. B. 100 cbm Wasser in 1 Stunde das Absitzbecken durchfließen, so muß dessen nutzbarer Raum 100 cbm betragen. Als Tiefe ist bei wagerechtem Durchfluß etwa 2 m anzunehmen. Die Durchflußgeschwindigkeit soll so klein wie möglich sein, bei senkrechter, aufwärts gerichteter Bewegung nicht über 1 mm/sek. Bei wagerechter Wasserbewegung wirkt die Geschwindigkeit von $30 \div 40$ mm/sek. noch günstig, namentlich wenn der Schlamm rasch aus dem Absitzraum entfernt wird, so daß er nicht aufgewühlt werden kann. Am Auslauf soll sich stets ein langer Überfall befinden. Frei-

bäder der Stadt München besitzen derartige von der Isar abge-
zweigte Zuflüsse, die zunächst durch flache, der Landschaft angepaßte Querbecken geleitet werden, in denen bei stark verminderter
Geschwindigkeit sich die Sinkstoffe niederschlagen, während das
Wasser durch Luft und Sonne erwärmt wird. Sandfilter müssen
von Zeit zu Zeit abgelassen werden, um die auf der obersten Sandschicht niedergesunkene Schmutzschicht entfernen zu können. Zur
Beschleunigung der Filterung kann Alaun zugesetzt werden, um
den Übergang aus löslichem in unlöslichen Zustand herbeizuführen,
während sich durch Zusatz von Kupfervitriol dem verfilzenden Einfluß von Algen begegnen läßt. Die Leistung eines Sandfilters stellt
sich unter normalen Verhältnissen auf 1,5 bis 2,5 cbm für ein qm
Filterfläche in 24 Stunden. Die Filter sind, wo die Gefahr äußerer
Verunreinigung besteht, zu überdecken, sonst gerade für Badezwecke
offenzuhalten, da sie das Wasser im Sommer um $2 \div 4°$ C. erwärmen.
Die Mindestmaße für Filterausbau sind:

Wasser über dem Sand	80 cm
Sand	60 „
Kies und Steine darunter	60 „
zusammen	200 cm.

Zum Ausgleich zwischen schwankendem Gebrauch und gleichmäßiger Filterleistung dienen Reinwasserbehälter. Filteranlagen
bedürfen besonderer Einrichtungen zum Waschen, Sortieren und
Lagern von Sand und Kies. Auch Wascheinrichtungen können notwendig sein. Für diesen Zubehör muß also von Anfang an gesorgt
werden.

Die Gemeinde-Bade- und Schwimmanstalt zu Groß-Lichterfelde fördert z. B. unreines Wasser des Teltow-Kanals mittels Pumpe
auf ein Sandfilterwerk, von dem es gereinigt dem Schwimmbade
zufließt. Eingehende Untersuchungen haben die Unbedenklichkeit
der Reinigungsart erwiesen. Wo es sich um Filterung nur trüben
Wassers zur Beseitigung von Algen und makroskopischen Lebewesen
handelt, sind Schnellfilter in geschlossener, hölzerner oder eiserner,
gewöhnlich zylindrischer Form, die mit grobem Sand oder Kies
gefüllt werden, zu verwenden. Ihre Leistung ist $10 \div 20$ mal so groß
als die der sonst üblichen Filter. Die Reinigung der Schnellfilter
erfolgt am besten durch Rückspülung, sonst auch durch Umrühren
des Sandes mit Rechen und durch Spülung.

Die Enteisenung kann auf so verschiedene Art bewirkt werden,
daß die Entscheidung für den einzelnen Fall nur nach Prüfung der
örtlichen Verhältnisse getroffen werden kann. Das Verfahren besteht
aus zwei Teilen:

1. aus kräftigem, möglichst lange dauerndem Belüften des
   tunlich fein verteilten Wassers;
2. aus dem Abfangen der dadurch gebildeten Flocken in Filtern
   oder Klärpfannen.

Neben offenen Anlagen sind auch Druckenteisenungsanlagen
gebräuchlich. Mangan wird, wenn es in nicht zu großen Mengen
vorhanden ist, durch die Enteisenung mit entfernt.

B. Erwärmung des Wassers.

Die Erwärmung des künstlich gereinigten Flußwassers ist einfach, da es im allgemeinen die erforderliche Wärme an sich hat und diese durch den Weg über Filterflächen noch um $2 \div 3°$ erhöht werden kann. Die Vorwärmung ist weiter möglich durch Leitung des Wassers in dünner Schicht über offene Kanäle. Wenn das Wasser aus größerer Entfernung dem Bade durch Rohrleitung zugeführt wird, ist seine Erwärmung geboten. Beim Sommerbad in Herrnhut z. B. endigt die Zuleitung in zwei zur Ansammlung des nächtlich zufließenden Wassers in Vorbehältern, die nach der Monier-Bauweise hergestellt sind, je $5 \div 10$ m groß, 0,07 m tief mit 35 cbm Inhalt. Sie sind so hoch gelegt, daß sie den Reinigungsbrausen den nötigen Druck geben. Von diesen Vorbehältern wird das Wasser zur weiteren Wärmesteigerung in den Tagesstunden durch ein Verteilungsrohr über das Dach des Auskleideraumes geführt; dieses ist mit schwarzgestrichenem Wellblech gedeckt, in dessen Kehlen je ein schwacher Strahl aus Löchern des Verteilungsrohres ausfließt. Dachrinnen nehmen dann das Wasser bis auf Luftwärme — bei Sonnenschein höher — erwärmt auf; durch Fallrohre tritt es an zwei Stellen der Längsseiten in das Becken.

Auch Quellwasser läßt sich mit Erfolg erwärmen. Beispielsweise fließt in Schrans vor Arlberg das aus einer Quelle hergeleitete Wasser über ein schwarz lackiertes Wellblechdach, das zugleich Sonnenschutz für Badende bildet, und erwärmt sich von $8 \div 9°$ C bis zu $17°$ C.

Die Erwärmung des in offene Schwimmbecken gepumpten Grund- oder Leitungswassers könnte nur vielleicht für große, dichtbevölkerte Städte in Frage kommen. Zu diesem Zweck empfahl Herzberg folgende Anlage: Am Rand des verunreinigten Flusses sind Wasserbecken von 8 m Breite, 100 m Länge, 1,75 m durchschnittlicher Tiefe herzustellen. Um im Sommer durch solche Becken den langsam sich bewegenden Brunnenwasserstrom — mit etwa 1 m minutlicher Geschwindigkeit — zu führen, sind stündlich $8,0 \times 1,75 \times 60 = 840$ cbm Wasser zu heben, und sofern es mit etwa $10°$ aus der Erde gefördert ist, um $8 \div 10°$ zu erwärmen. Bei einer Förderhöhe von 6 m erfordert der Pumpenbetrieb einschließlich der Verluste etwa $\dfrac{840 \cdot 6 \cdot 1000}{60 \cdot 60 \cdot 75} = 25$ PS. Der Brennmaterialverbrauch dafür beträgt bei gut gebauter Anlage etwa $\dfrac{840 \cdot 1000 \cdot 10}{5000} = 1680$ kg stündlich, was zu Friedenszeiten je nach dem Preise des Brennmaterials, ausschließlich der Bedienungskosten der Anstalt, bei täglich achtstündiger Badezeit im Monat etwa 7000 bis 8000 Mark gekostet haben würde.

Beim Anschluß an öffentliche oder private Betriebe würde sich die Erwärmung des Wassers wesentlich günstiger stellen, wenn sonst unbenutzte Kondenswassermengen oder Abdampf zur Verfügung stehen. Dabei ist aber eine Entölung des Wassers nötig.

C. Beispiele ausgeführter Anlagen.

1. Teichbad in einer Stadt in Holstein. Ein künstlicher Teich ist durch Ausbaggerung einer Kiesgrube geschaffen. In 2 m Tiefe

bilden Grundwasserquellen den Teich, der an zwei Stellen durch Böschungen abgegrenzt ist, während das reichlich 1 m höher liegende Ackerland mit einem etwa $^1/_2$ m hohen, bepflanzten Wall umgeben ist. Zwei Seiten sind offen und mit einem bepflanzten Kieswall eingefaßt, der zugleich einen natürlichen Filter bildet, wenn Regengüsse das angrenzende, an Fäkalstoffen reiche Ackerland abschwemmen. Für dauernde bakteriologische Prüfung ist Sorge getragen. Als außerordentlich wichtig wird eine stetige wenn auch langsame Erneuerung des Wassers durch Quellzuflüsse angesehen.

2. Sommerbad Merane i. S. enthält ein Schwimmbecken von 20×60 m = 1200 qm für Männer und Frauen, bei getrennten Badezeiten. Ein weitmaschiger Lattenzaun zerlegt das Becken in zwei gleiche Flächen, von denen die eine 1,5 bis 2,0 m tief für Schwimmer, die andere 0,65 bis 1,50 m tief für Nichtschwimmer und Kinder bestimmt ist. Für letztere dient bei 0,85 m noch ein starkes Seil zur Abtrennung. Das Becken ist 15 cm stark, mit Ziegeln in Zementmörtel ausgepflastert; die Sohle auf Unterbettung hat ein Quergefälle von 1:50; die Böschungen sind mit Neigung 1:1 angelegt; vom tiefsten Punkt führt ein 200 mm weites, mit Schieberverschluß versehenes Entwässerungsrohr nach einem unterhalb gelegenen Gondelteich. Ein im Winter abnehmbarer Lattengang von 2,5 m Breite umgibt das Becken ringsherum in 0,5 m Höhe über dem Wasserspiegel. Am Trennungsraum zwischen beiden Abteilungen liegt ein auf Konsolen gelagerter, nur für den Bademeister bestimmter Steg, der beide Längsseiten des Beckens verbindet. Es sind außer offenen Ankleidezellen 70 verschließbare, 2 Brauseräume und sonstige Nebenräume vorhanden.

Vier eiserne Treppen mit Holzbelag 1,5 m breit, führen vom Lattengang in den Schwimmer- und Nichtschwimmerabteil, zwei desgleichen in den Kinderabteil. An allen Beckenseiten befinden sich 25 cm über dem Wasserspiegel starke Handleisten für Ermüdete; weiter sind zwei breite Sprungbretter von 2 m Ausladung und ein Springturm von 3 m Höhe vorgesehen.

Die Herstellungskosten betrugen einschließlich der Ausstattung 31700 Mark.

3. Städtische Badeanstalt Durlach. Das Gelände ist 4881 qm groß. Für spätere Errichtung einer Warmbadeanstalt ist Vorsorge getroffen. Einstweilen ist nur ein kleines Verwaltungsgebäude mit üblichen Betriebsräumen angelegt. An ein 31×13 m großes, $0,85 \div 2,4$ m tiefes Männer-Schwimmbad schließt sich ein 1548 qm großes Männer-Luft- und Sonnenbad an. Ein Frauen-Schwimmbecken ist 12×25 m groß. Beide Becken sind aus Beton hergestellt und bis zum Wasserspiegel mit Latten bekleidet. In 1,3 m Tiefe unter Wasser springen die Beckenwände nach innen, um etwa 10 cm, vor, um Ermüdeten Gelegenheit zum Ausruhen zu geben. Der Zufluß geschieht nur an den Längsseiten, der Abfluß durch Speilöcher in Entfernungen von 5 m. Die Brausen werden durch Injektoren mit Wasserleitungsdruck betrieben. In jeder Abteilung befindet sich ein Reinigungsraum mit 6 Brausen und 6 Fußwaschbecken. Die Männerabteilung enthält außerdem einen Reinigungsraum mit 7 Brausen für Kinder. Hier ist statt Fußwaschbecken der Boden

mit 10 cm Wasserstand vertieft. Wer das Schwimmbecken benutzen will, muß vorher ein Reinigungsbad nehmen. Die Reinigungsräume sind mit Warmwasser versorgt, das durch eine Niederdruckdampfheizung im Keller des Verwaltungsgebäudes erzeugt wird. Das Männerbad enthält 26, das Frauenbad 22 verschließbare Ankleidezellen. An die Hochdruckwasserleitung angeschlossene Hydranten dienen zur Reinigung der Umgänge, Zellen und Schwimmbecken. Ein Trinkwasserhahn ist in jeder Abteilung angebracht; auf den Umgängen stehen Speinäpfe. Die Kosten haben mit allem Zubehör auch der Wäsche 129 500 Mark betragen.

4. Sommerbad Herrnhut, Sa. Ein Schwimmbecken in Monier-Bau ist 10×25 m groß und $0,7 \div 2,5$ m tief. Etwa $^1/_3$ der Fläche dient für Nichtschwimmer. Der Reinigungsraum wird mit Warmwasser durch einen Gasapparat versorgt, der einige Zapfhähne und eine Mischbrause speist. Mit dem Schwimmbad ist ein Luftbad auf etwa 4000 qm Wiesen- und Waldflächen mit Sitz- und Liegeplätzen und auch Turngeräten verbunden. Die Kosten haben 20 000 Mark betragen.

5. Die Badeanstalt des Königin Elisabeth-Regiments, auf dem Schießplatz in Berlin-Grunewald auf Anregung und nach Angabe des Majors Kutzkowski angelegt, ist ein Beispiel einer durch Grundwasser versorgten Anlage. Das Becken ist oval, etwa 140 m lang, an der breitesten Stelle 100 m breit, in der Mitte 2,5 m tief, an einzelnen Stellen bis zu 5 m. Die Gesamtfläche beträgt 10 000 qm. Anfangs war ein Abzugskanal für nötig gehalten, er erwies sich aber nach der Ausschachtung nicht erforderlich, da ein natürlicher Abfluß durch Untergrundstrom gesichert war. Das Badewasser ist auch in ungewöhnlich trockenen Sommern dauernd klar. Das aus der Erde emporquellende Wasser hatte 8° R. Die Durchschnittswärme des Beckens war aber im Sommer 18° R. Eine Abseifebrause wird aus Brunnen gespeist. Nebenanlagen sind reichlich vorhanden. Die Anlagekosten wurden auf reichlich 50 000 Mark geschätzt, sind aber bei der Ausführung um die Hälfte dagegen zurückgeblieben. Private oder Städte bauen allerdings kaum so billig. Die Unterhaltungskosten einer derartigen Anlage sind unbedeutend. Da die Abmessungen auch kleiner sein können, wird für Städte, in denen diese Ausführung möglich ist, eine solche Anlage sehr zweckmäßig sein.

6. Der Ort König im Odenwald, ein Flecken von 2000 Einwohnern, gelangte durch Vereinsbemühungen zu einem Schwimmbecken von 16×18 m in Beton erbaut, neben einem kleinen Wasserlauf auf einem von der Gemeinde zur Verfügung gestellten Gelände von 2000 qm. Die Anlage hat einschließlich der Holzbauten nur 2000 Mark gekostet.

7. Die Badeanstalt Niesky in Schlesien enthält ein 35×12 m großes Becken bei 0,65 bis 2,8 m Tiefe. Im Eingangsbau liegen Kasse, Warmbad (6 Wannen) und der Vereinigungsraum für das Schwimmbad mit 3 warmen, 3 kalten Brausen und 4 Fußwaschbecken. Für Schüler ist ein Massenauskleideraum vorhanden, außerdem sind 15 Einzelzellen, Geräteraum und Bademeisterwohnung vorgesehen. Das Schwimmbecken ist aus Eisenbeton mit Zementglättputz, ohne Fliesenverkleidung hergestellt. Wegen Lage des Entleerungskanals

liegt die Beckenoberkante 1,2 m über dem Gelände. Die Böschung ist oben mit einem Lattenrost abgedeckt.

Die angrenzende Pumpstation des städtischen Wasserwerkes liefert Wasser und Wärme durch Nutzbarmachung des Abdampfes von drei Pumpen, die zusammen 50 cbm stündlich Wasser fördern. Im Ort werden etwa 100 cbm für den Tag gebraucht. Diese Menge wird in einem Hochbehälter aufgespeichert. Das Becken wird mit 700 cbm in etwa 15 Stunden gefüllt. Die Beckenwärme beträgt etwa $18 \div 20°$ C. Ein Gegenstromapparat, der den Pumpenabdampf benutzt, ist so eingerichtet, daß bei mangelnder Wärme auch Frischdampf aus dem Dampfkessel zugeführt werden kann.

8. Die Sommerbadeanstalt Rudolstadt enthält ein Schwimmbecken 45×24 m groß, $0,65 \div 2,8$ m tief und 1500 cbm Wasser. Der Zutritt zum Becken erfolgt nur durch einen Vorreinigungsraum mit 8 Brausen und 6 Fußbecken. Zwei Abteile dienen für Kinder und Erwachsene. An besonderer Stelle befindet sich eine Sitzbrause und eine Hochdruckstrahlbrause. Das Wasser wird Tiefbrunnen entnommen und durch die Pumpstation des städtischen Wasserwerkes mittels zwei Zentrifugalpumpen von je 20 cbm stündlicher Leistung mit Elektromotorenantrieb in besonderer Druckleitung — 250 m lang — dem Schwimmbad zugeführt. Zwei Dampfpumpen des Wasserwerkes, je 50 PS mit Einspritzkondensator und je etwa 435 kg/std. Dampfverbrauch liefern Abdampf zur Badewassererwärmung. Die Füllung des Schwimmbeckens erfordert $37^1/_2$ Stunde. Das Bad wird hierzu alle $2 \div 3$ Wochen einen Tag geschlossen. Ständig fließt frisches Wasser zu. Für Brausen ist ein besonderer 5-cbm-Behälter zur Erzeugung von $35°$ C warmem Wasser über dem Vorreinigungsraum angelegt.

9. Die Badeanstalt in Seidenberg O. L. ist nach gleichem Grundgedanken angelegt. Es ist aber dabei die spätere Überdachung des 20×8 großen Schwimmbeckens vorgesehen. Das Wannenbad enthält 5 Wannen und 5 Brausezellen, ein elektrisches Lichtbad, 1 Dampfbad mit zugehörigen Ruhe- und Brauseräumen sowie einen Vorreinigungsraum. Im Winter wird es als Schulbrausebad benutzt. Durch Erhöhung des Schwimmbeckens über das Gelände ist eine natürliche Entleerung in 30 Minuten möglich. Die Füllung geschieht aus der städtischen Wasserleitung; die Erwärmung durch Dampfkessel des Warmbades. Die Füllungszeit beträgt 10 bis 12 Stunden. Durch eine Zentrifugalpumpe mit darüber angeordnetem Gegenstromapparat wird das Badewasser umgewellt und nachgewärmt.

10. Das Kadettenhaus in Köslin hat eine Bade- und Schwimmanstalt, bei der ein 8 m breiter Bach durch Ausgrabung und Einfassung mit Bohlwerk zu einem Badebecken von 40×15 m Größe erweitert ist, an dessen einer Seite die erforderlichen Baulichkeiten liegen.

11. Das Sommerbad der Stadt Pr. Holland in Ostpr. besteht aus einem künstlich geschaffenen Teich von rund 900 qm Wasserfläche, bei 0,50 bis 1,60 m Tiefe, der durch Verbreiterung eines kaum 6 m breiten Bachlaufes gewonnen und unmittelbar an einem Kreuzpunkt dieses Baches mit einem alten Mühlenkanal so verbunden ist, daß der Wasserfall des Schleusenablaufes den Einlauf zum Schwimm-

becken bildet. Die Ufer bestehen teils aus Bohlwerk, teils aus Beton; die Beckenwand ist in gefälliger Form gegen Abspülung gesichert. Einschließlich der Herstellung eines Badehauses, vollständiger Einfriedigung und aller Einrichtungen kostete die ganze Anlage rund 9300 Mark. Die Betriebsausgaben betrugen 1916 rund 353 Mark bei 264 Mark Einnahme, so daß die Stadtkasse nur 89 Mark Zuschuß zu leisten hatte.

12. Das städtische Schwimmbad in Karlsruhe, 1915 errichtet, besonders für die Garnison bestimmt, erhielt ein Becken aus Eisenbeton mit Wasserfläche von 50×15 m, bei Tiefen von 0,8 bis 2.8 m. Es wird gespeist durch Kühlwasser, das auf etwa 20° erwärmt von den Oberflächenkondensatoren der Dampfturbinen des Elektrizitätswerkes abfließt und durch zwei Schleuderpumpen auf 215 m Entfernung um 5,65 m gehoben wird. Sämtliche Brausen- und Wasserzapfstellen sind an die städtische Wasserleitung angeschlossen. Die Brausen sind nachträglich, außerdem durch eine besondere elektrisch angetriebene Wasserpumpe auch mit der Kondenswasserleitung in Verbindung gebracht, um sie mit erwärmtem Wasser zu versehen.

13. Die Schwimmbahn des deutschen Stadions im Grunewald bei Berlin ist mit Abmessungen von 100×22 m wohl die größte derartige Anlage, insbesondere für den Schwimmsport in Deutschland.

14. Das Freiluftschwimmbad Klotzsche bei Dresden wurde 1903 in einem Fichtenhain angelegt. Es enthält ein aus einer Talmulde ausgehobenes Wasserbecken von 450 qm Größe für Männer und Knaben und 250 qm für Frauen.

15. Eine Badeanstalt in Kreisform ist kürzlich in Springfield (Mass.) erbaut mit einem Schwimmbecken von 91,5 m ϕ, dessen Wasser aus dem 275 m entfernten und 15 m tiefer liegenden Connecticutfluß gepumpt und durch mechanische Filter gereinigt wird. Die Wassertiefe nimmt von seichtem Rande bis zur Mitte allmählich bis auf 1,83 m, dann rascher bis auf 3,35 m zu, damit für Schwimmer und eine Tauchplattform in der Beckenmitte hinreichend Raum gewonnen wird. Der Vorteil kreisrunder Form liegt darin, daß es unmöglich ist, vom Ufer in tiefes Wasser zu fallen und daß der Strand möglichst groß ist. Das Becken wurde in Eisenbeton mit Dehnungsfugen hergestellt; es wird durch 14 cm i. L. weite Gußrohre mittels drei Zentrifugalpumpen gespeist, durchläuft eine Filterbatterie und verteilt sich von der Beckenmitte aus gegen den Umfang, wo eine offene Betonrinne den Abfluß aufnimmt, der unterhalb der Entnahmestelle in den Fluß abläuft.

Für Militär werden Bäder im Freien, wo die örtlichen Verhältnisse es irgend gestatten, in der Garnison angelegt, falls die Truppen vorhandene städtische Badeplätze nicht mitbenutzen können. Die Anstalten an Flüssen und Seen sind meist ganz einfach gehalten. Für Mannschaften sind nur Ankleidehallen, für Unteroffiziere und Offiziere Auskleidezellen nötig. Für den diensthabenden Offizier ist ein Aufenthaltsraum vorgesehen. Auch während des Krieges war die Heeresverwaltung um die Schaffung von Badegelegenheiten bemüht, wo irgend Zeit und Örtlichkeit es zuließen.

Vor Verdun wurde z. B. durch Benutzung des Mühlbaches einer zerstörten Mühle in dessen Unterlauf ein Badebecken von 18×18 m Größe und $0,5 \div 1,6$ m Tiefe ausgehoben, das durch den von oben einfallenden Bach ständig Zufluß und anderseits Abfluß hatte. Mit Rasen belegte Böschungen und an der Südseite ein breiter Brettergang mit Nischen und Sitzbänken begrenzten das Becken. Der Auslauf gab Gelegenheit zum Abwaschen und Abseifen. Am Einlauf ließ eine Brause aus 2 m Höhe ihr Wasser durch ein großes Sieb herabrauschen.

An der Aisne, die an der betreffenden Stelle 30 m breit und 4 m tief ist, wurde ein Flußbad dadurch geschaffen, daß ein an Ketten hängender Kasten von 8×10 m Grundfläche mit allmählich sich senkendem Boden hergestellt wurde. Ansprechende Baulichkeiten und Einfriedigungen umgaben das Bad, das auch mit einem durch hohe Bäume vor der Auskleidehalle gegen Einblick geschütztes Licht- und Luftbad verbunden war.

D. Luft- und Sonnenbäder.

Ein Luftbad besteht darin, daß der Badende ganz unbekleidet oder nur mit Badehose oder Lufthemd sich im Freien tummelt, zeitweise auch ausruht, Bewegungsspiele spielt, turnt, Sport treibt, körperliche Arbeiten verrichtet, kurz alles vornimmt, was er im Freien gewöhnlich in bekleidetem Zustande tut oder tun sollte.

Sonnenbäder, oft irrig auch nur als Luftbäder bezeichnet, sind dagegen Schwitzbäder, bei denen neben der Wärmewirkung auch die Lichtwirkung in Betracht kommt. Im Sonnenbad liegen Badende auf Matratzen, Decken oder feinem weißem Sande. Nur der Kopf ist mit Schirm oder Tuch gegen unmittelbare Bestrahlung geschützt. Nach kurzer Zeit ist ein Umwenden notwendig, damit nach und nach der ganze Körper von der Sonne durchglüht wird. Nach einer halben Stunde tritt meistens reichlich Schweißausbruch ein. Nun wird der Badende in wollene Decken gehüllt und bleibt noch eine halbe Stunde liegen, wobei weitere reichliche Schweißabsonderung eintritt. Dann folgt ein Bad oder eine Abkühlung unter der Brause.

Die Anwendung von Sonnenbädern wird immer Heilzwecke verfolgen und ist daher nur nach Befragen und Anweisung des Arztes zulässig.

Zur Einrichtung eines Lichtbades ist der Boden am besten durch Rasen mit Sandplätzen zu befestigen. Zur Umwehrung ist ein 2,0 bis 2,50 m hoher Bretterzaun erforderlich. Wo der Zaun gegen Einblick an einzelnen Stellen höher sein muß, ist am besten Schilfsrohr aufzusetzen, weil es Luft durchläßt und dem Wind nicht viel Widerstand bietet. Auch eine Umkleidung mit Rohrmatten ist anwendbar. Zweckmäßig ist es, außen in einigen Metern Abstand von der Umwehrung einen Drahtzaun zu ziehen, um ein Herantreten an diese zu verhindern. Für Sonnenbäder empfiehlt sich die Herstellung besonders eingezäunter, nach Süden und oben offener Flächen.

Turngeräte sind im Luftbad vorzusehen, damit den Besuchern Gelegenheit geboten wird, durch Bewegung den Wärmeverlust des

Körpers auszugleichen. Im Luftbade wird erfahrungsgemäß besonders gern geturnt, weil der unbekleidete Körper Turnübungen leichter und nicht von Schweiß belästigt ausführt. Notwendig sind Brausen zur Reinigung nach dem Luftbad, ferner zum Aus- und Ankleiden gedeckte Hallen, auch einige Zellen und niedrige Fußwannen mit Sitzgelegenheit zum Fußwaschen neben den Brausen. Geeignet sind dazu auch zementierte Vertiefungen im Fußboden. Erwünscht ist Baumwuchs, damit abwechselnd auch Schatten aufgesucht werden kann, wodurch die Wirkung des Bades erhöht wird. Beim Fehlen natürlicher Schattenspender können Kunstdächer durch Eindecken kleiner Plätze mit Schilfrohr auf leichtem Holzgestell Ersatz bieten. Für Reifen- oder Ballspiele, Keulenschwingen und Hanteln sind Plätze vorzusehen. Wenn tunlich, ist auch eine Kegelbahn anzulegen und für Erdarbeiten ein Platz einzurichten.

Die Trennung in Männer- und Frauenbad läßt sich durch verschiedene Badezeit erreichen, wenn nicht zwei völlig getrennte, auch gegen Einblick untereinander geschützte Plätze vorhanden sind. Die Badedauer selbst soll in wärmerer Jahreszeit beim ersten Luftbad 15 Minuten, bei kühlerem Wetter 5 Minuten nicht überschreiten.

Sehr zarte, schwächliche Personen tun gut, bei Luftwärme unter 15° C das erste Mal sich eben nur zu entkleiden, einige Frottierstriche über den nackten Körper auszuführen und sich wieder anzukleiden. Mit jedem Tage ist das Bad um einige Minuten auszudehnen. In warmer Jahreszeit kommt es auf eine Viertelstunde mehr oder weniger nicht an.

Als Beispiel sei das städtische Luftbad in Zeisigwalde bei Chemnitz genannt, das auf einem forstwirtschaftlich wenig nutzbaren 8815 qm großen Gelände angelegt ist. Das Männerbad ist vom Frauenbad getrennt. Ein Kopfbau enthällt die Eingangshalle, Verwaltungsräume, langgestreckte, mit beiderseits nach Badeplätzen geöffnete Kleiderablage in $4 \div 5$ m tiefen Hallen, Brauseräume, Erfrischungsraum, Fahrräderraum, einige Einzelzellen und Bedürfnisanstalten. Die ganze Anlage ist durch einen 2,5 m hohen Bretterzaun umschlossen, der mit Drahtzaun in 3 m Entfernung umgeben ist. Zwischen diesem und der Straße liegt ein 20 m breiter bepflanzter Streifen. In jeder Abteilung befindet sich zur Erfrischung und Abkühlung ein offenes Wasserbecken aus Eisenbeton, 15×8 m groß, $0,5 \div 1,15$ m tief. Wegen der geringen Tiefe ist eine ständige Beaufsichtigung nicht nötig. An beiden Kopfenden liegen in ganzer Beckenbreite stufenartige Zugänge. Die Zuflußleitung speist das Becken, dessen Wasser bei der geringen Tiefe schnell die Luftwärme aufnimmt. Für Brausen und Gartensprenghähne sind Hochbehälter aufgestellt. Auf dem Badeplatz stehen einfache Turngeräte. Ein etwa 18 m breiter Geländestreifen vor den Auskleidehallen ist bedeckt mit einer 5 cm starken, feinen Sandschicht auf 2 cm starkem, glattem Lehmschlag und unter diesem auf einer 13 cm starken Bruchsteinschüttung. Die übrigen Flächen bedeckt ein gleichmäßiger Rasenboden. Die Wege sind mit kurzgeschnittener Kleesaat hergestellt, ein zum Teil vorhandener Baumbestand wurde ergänzt. Die gesamten Baukosten mit innerer Einrichtung, Wasserbecken und Liegepritschen haben 48000 Mark, die gärtnerischen Anlagen 10000 Mark gekostet. Der Besuch betrug im ersten Jahre durchschnittlich täglich 460 Personen. Die mittlere Tageseinnahme stellte sich auf 72,35 Mark. Erwachsene zahlten 15 Pf., Kinder 10 Pf. Das Personal besteht aus 1 Kassierer, 1 Bademeister und 1 Bademeisterin. Zur Aushilfe bei starkem Andrang wurden 1 Gehilfe und 1 Gehilfin angenommen.

E. Tummelbäder und Planschwiesen.

Freibäder werden von Kindern erfahrungsgemäß stärker besucht als von Erwachsenen, ja, im Kinderabteil ist es oft so lebhaft, daß Erwachsene dadurch gestört werden. Es empfiehlt sich deshalb, für Schulkinder besondere Tummelbäder mit ganz flachem Wasser einzurichten, in dem sie ungefährdet baden können. In Königsberg i. Pr. wurde wohl als erste derartige Anlage ein Teil des Oberteiches, 50×12 m groß, für Kinder bestimmt, die in Gruppen bis zu 150 so zum Bade geführt wurden, daß eine Gruppe sich bereits ankleidet, während eine zweite — für etwa 10 Minuten — im Wasser bleibt. So baden im Sommer mehr als 1000 Kinder in 2 bis $2^1/_2$ Stunden. Auf Uferplätzen der breit angelegten Uferumgänge kleiden sich die Kinder aus und an. Der Besuch betrug während des Sommers meist über 100000.

Schaffhausen hat eine ähnliche Anlage. Dort sind aber längs des Beckens offene Ankleidehallen angelegt.

In Breslau ist in der Kallenbachschen Flußbadeanstalt als Tummelbäder für Volksschüler ein mit Brettern ausgedieltes Becken von etwa 100 qm Fläche hergestellt, dessen Umgänge bis zur Einfriedigung so breit sind, daß darauf das Aus- und Ankleiden einer großen Kinderzahl leicht möglich ist. Obgleich die Wasserfläche verhältnismäßig klein ist, haben an heißen Sommertagen darin schon 2500 Kinder gebadet. Die Betriebskosten stellten sich hier bei starker Benutzung auf 2 Pf., bei geringerer auf $3 \div 4$ Pf. für jedes Bad.

Um der Jugend die Möglichkeit zur Bewegung im Wasser und Abkühlung wenigstens eines Teiles des Körpers zu geben, werden neuerdings von vielen Gemeinden bei gärtnerischen Anlagen vertiefte Wiesenmulden unter Wasser gesetzt und als Planschwiesen hergerichtet. Kinder — besonders Großstadtkinder — und auch kleinste unter diesen, werden allmählich zur Gewöhnung an Wasser erzogen und für die anderen Badeformen vorbereitet. Eine solche Planschwiese ist im Berliner Schillerpark auf einer Fläche von 1000 qm hergestellt. Der Boden besteht aus 20 cm Beton mit starker Eiseneinlage. Darüber liegt eine 5 cm starke Beton-Deckschicht. Die Wassertiefe ist in der Mitte 30 cm, nach den mit Kies befestigten Rändern auf 0 auflaufend. Gefüllt wird die Wiese durch Leitungswasser, das nach einem öffentlichen Entwässerungskanal abläuft. Eine Nachfüllung findet je nach Wetterwärme und Benutzung alle $1 \div 4$ Tage statt. Außerdem wird täglich Frischwasser zugeführt. Die Herstellungskosten betrugen mit allem Zubehör für 1 qm 16,5 Mark. Derartige Planschwiesen können im Winter als Eisbahn und wenn sauber, auch für Eisgewinnung benutzt werden.

F. Betriebskosten, Unterhaltungskosten und Badepreise.

Gemeindebadeanstalten, Volksbäder sollen keine Erwerbsquelle sein, sondern möglichst billiges Baden gestatten. Die Einnahmen werden daher in der Regel nur die Unkosten aus Betrieb und Unterhaltung decken, selten eine mäßige Verzinsung der Anlage ergeben. Oft erfordern sie durch Abgaben von Freibädern an Schulkinder einen Zuschuß zur Ausgabendeckung. Privatanstalten nehmen meist etwas höhere Preise und gewähren Vergünstigungen in der Regel nur bei Massenabnahme von Karten durch die Gemeinden oder Vereine; sie können daher eher einen Überschuß erzielen. Zahlreiche im Besitz von Vereinen stehende Anstalten, deren Anlagekosten ganz oder zum Teil gedeckt worden sind, können Bäder billiger abgeben, da dann meist Betriebs- und Unterhaltungskosten aufzubringen sind. Ohne künstliche Wassererwärmung benutzbare Anstalten mit mäßigen Anlagekosten für große Besucherzahl eingerichtet, können besonders, wenn sie mit Luftbad verbunden sind, günstige Betriebsergebnisse zeitigen. So betrugen z. B. in Durlach im ersten Betriebsjahre (20. Mai bis 10. Oktober 1907) die Betriebskosten etwa 3100 Mark, die Einnahmen dagegen 8775 Mark. Der Unterschied von 5675 Mark genügte zur Verzinsung des Anlagekapitals, zu dessen Tilgung ein geringer Zuschuß der Stadtkasse erforderlich war.

Das Sommerbad in Herrnhut bedurfte für sein Bestehen nur einer Zinssicherheit von 500 Mark jährlich.

Mit künstlicher Erwärmung angelegte Bäder wie die Niesky, Rudolstadt und Seidenberg zeigen, daß sie vorteilhaft betrieben werden können, wenn die Erwärmung durch Anschluß an öffentliche Werke möglich ist. In Niesky betrugen die Gesamteinnahmen in einem Sommer 5450 Mark (einschließlich Wannenbäder). Für das vom Wasserwerk entnommene Wasser waren 1000 Mark zu zahlen. Nach Begleichung aller anderen Unkosten blieben noch 1000 Mark Überschuß. Bei schwierigen örtlichen Verhältnissen sind die Betriebskosten für größere Bäder dichtbevölkerter Städte erheblich höher als bei Bädern in natürlichem Wasserlaufe ohne Vorwärmung. Wichtig ist es daher, immer eingehend zu prüfen, ob nicht eine Möglichkeit zum Bezuge von billigem Wasser und Wärme besteht.

Wenn nicht unentgeltlich, sollten die Preise der Bäder im Freien so niedrig als möglich bemessen werden. In Berliner Flußbädern zahlen Erwachsene ohne Anrecht auf eine Zelle 10 Pf., mit Anrecht 15 bis 20 Pf., Kinder 5 Pf.

Im Münchener Volksbad bei Nymphenburg, Biedersteiner Kanal, kostete ein Schwimmbad mit Benutzung des Freiauskleideplatzes 10 Pf., mit besonderer Auskleidegelegenheit 15 Pf. Der Preis von 10 Pf. für ein Schwimmbad Erwachsener dürfte nur bei ungünstigen Verhältnissen überschritten werden. Auch dann nur um 5 Pf. Für ein Schwimm- und Luftbad sollte der Höchstpreis 20 Pf. sein. In Durlach ist er an zwei Tagen der Woche von 6 Uhr abends ab auf 10 Pf ermäßigt. Die Dresdener Elbbadeanstalt verlangte nur 5 Pf. Eintritt. Für Schulkinder werden in Berlin wie in Breslau die Preise dadurch ermäßigt, daß ein Bad für ein Kind nur 5 Pf. kostete. In beiden Städten werden zahlreiche Freikarten an Schulen ausgegeben.

In Bernburg erhält der Besitzer der Badeanstalt von der Stadt eine jährliche Entschädigung von 500 bis 700 Mark, wofür Schulkinder unentgeltlich baden.

Die Stadt Schwedt zahlt jährlich 300 Mark an den Anstaltbesitzer und verlangt für jedes Schulkind wöchentlich ein Bad. In vielen anderen Städten sind Bäder Volksschulkindern unentgeltlich zugänglich. Dies müßte zur Regel werden.

Besondere Ermäßigungen bestehen in Dauer-, Monats- oder Dutzendkarten, die von den Anstalten erheblich billiger als für einmaliges Baden abgegeben werden. Schwimm- und Sportvereinen pflegen Ermäßigungen gewährt zu werden.

Leihgebühren waren früher niedrig bemessen: für ein Handtuch 5 Pf., für Badewäsche nicht mehr als 10 Pf., einschließlich Seife, für einen Schwimmgürtel für Erwachsene 10 Pf., für Kinder 5 Pf. Bei freiem Besuch waren auch Schwimmgürtel unentgeltlich zu geben. Die Benutzung einer verschließbaren Einzelzelle hat in der Regel nicht mehr als 5 Pf. gekostet.

Schwimmunterricht Erwachsener kostete früher höchstens etwa 3 Mark Gebühren. Schulkinder müßten, wie in Berliner Volksbädern, kostenlos Schwimmunterricht erhalten.

Über Besuchszahlen fehlt für Bäder im Freien eine allgemein zutreffende Statistik. Auch der Anteil der Beteiligung von Frauen und Mädchen am Baden im Freien ist schwankend.

Er betrug in Berlin 1898 = 37% — 1913 = 32,5%,
„ Hamburg i. D. 1908—1910 = 42%,
„ Lübeck i. D. 1909—1911 = 42%,
„ Stuttgart i. D. 1895 = 30%.

Der Prozentsatz zwischen 30 und 40 wird abgesehen von besonderen örtlichen Verhältnissen wohl auch für kleinere Orte gelten.

Ein reger Besuch ist zu erreichen durch eine günstige Lage der Anstalt, wobei in stark bevölkerten Städten statt einer großen, mehrere kleinere Anstalten zu empfehlen sind. Durch größte Reinlichkeit, billige Preise, Förderung des Schwimmunterrichts, Pflege des Sportes, Anpreisung an öffentlichen Stellen, auch in Gasthäusern, wie z. B. in Bautzen, Straßburg u. a., auch durch Einführung von Familienbädern unter der Forderung vorschriftsmäßiger Badeanzüge, getrennter Auskleideräume und des Ausschlusses von Zuschauern.

Als Muster für die Betriebsvorschriften und Dienstanweisungen seien genannt die „Vorschriften und Bestimmungen für den Betrieb und die Benutzung der städtischen Badeanstalten in München" und die „Dienstanweisung für die Bediensteten der Berliner städtischen Flußbadeanstalten".

Zweiter Teil.

Bäder in geschlossenen Räumen.

I. Allgemeines.

Zur Wasserbeschaffung bedarf man fast allemal der Pumpen. Die Pumpen für Handbetrieb in ganz kleinen Bädern sollen den Tageswasserbedarf durch ein- bis zweimaliges, je $1/_2$ bis 1 Stunde dauerndes Pumpen durch einen Mann beschaffen können. Dampf- pumpen, bei denen Motor und Pumpe am besten direkt gekuppelt sind, erfordern ein Kesselhaus mit entsprechend großer Tür, Kohlen-, Maschinen- und Materialraum sowie eine kleine Werkstatt. Kolben- pumpen haben einen volumetrischen Wirkungsgrad von etwa 0,9, einen mechanischen von etwa 0,8 und saugen das Wasser 6 m, in günstigen Fällen sogar $7 \div 8$ m an; Zentrifugalpumpen, die am besten mit dem Elektromotor auf eine Erdplatte montiert werden, müssen einen Saugkorb mit Ventil bekommen. Es gibt ihrer viele und bewährte Arten mit und ohne Schwungrad, einfache und doppelte. Nicht zu schneller Gang und passende Windkessel sind bei ihnen zweckmäßig, um das Saugrohr anfüllen zu können. Sie geben einen mechanischen Wirkungsgrad von $0,4 \div 0,7$ m (die kleineren den schlechteren) und saugen das Wasser $3 \div 5$ m, die großen $5 \div 7$ m an. Die Geschwindigkeit des Wassers in den Rohren darf bei kleinen Durchmessern $1,2 \div 1,3$ m, bei großen nur etwa 1,0 m betragen und auch nicht mehr in den Ventilen. Der Pumpenabdampf soll stets zur Wassererwärmung benutzt werden, was bei Pulso- metern schon durch ihre eigene Arbeitsweise geschieht, indem sie die Temperatur des geförderten Wassers um $2 \div 4°$ C erhöhen. Gasmotoren für den Antrieb der Pumpen durch Riemen erfordern wenig Raum und sind stets betriebsbereit, ebenso Benzinmotoren. Diese bedingen aber ebenso wie die Dieselmotoren einen feuer- sicheren Raum für Benzin oder Öllagerung sowie die Beschaffung von Transportgefäßen.

Pumpen mit elektrischem Antrieb können durch einen Schwimmer selbsttätig ein- und ausgerückt werden. Bei Saug- gasbetrieb ist auf größeres Bedienungsbedürfnis sowie Rauch und Staub zu rechnen.

Mammutpumpen bestehen aus einem tief in die wasser- führende Erdschicht gesenkten Förderrohr und einem in dies, fast an seiner tiefsten Stelle mündenden Luftzuführungsrohr. Während das das Förderrohr umgebende Wasser in dieses eindringt, wird vermittelst eines Kompressors durch das zweite Rohr Luft in diese Wassersäule gepreßt, deren aufsteigende Blasen das spezifische

Gewicht der Wassersäule im Förderrohr vermindert, so daß diese von dem umgebenden Wasser emporgedrückt werden kann. Je nach der Höhe, auf die das Wasser gehoben werden soll, muß das Förderrohr $1/_3$ bis $2/_3$ davon in die Wasser führende Schicht tauchen. Diese Pumpen können nicht ansaugen, auch ist ihre Nutzwirkung nur 0,25 bis 0,50 vom Hundert. Es können für die Wasserförderung noch Wasserräder und Turbinen in Frage kommen, wo andauernde Wassermengen dazu vorhanden sind; auch Windräder, die aber sehr von der Witterung abhängen. In allen Fällen ist eine Pumpe in Reserve zu empfehlen.

Die Verwendung aller Antriebsmotoren, deren Abwärme für die Wasserheizung verwertet werden kann, ist um den Heizwert dieser Abwärme billiger als der Betrieb kalter Maschinen.

Die erforderliche Leistungsfähigkeit der Pumpen kann etwa auf folgende Weise bestimmt werden. Jedes Brausebad (B) und ebenso jedes Reinigungsbad vor dem Schwimmbecken (S) verbraucht etwa 125 bis 160 Liter Wasser. Jede Wannenbenutzung (W) einschließlich der Brause und Spülung etwa 300 Liter. Das Schwimmbecken für seine Neufüllung den Inhalt (I), für die Nachfüllung am Tage noch einmal den halben Inhalt 0,5 I. und für die Reinigung und Spülung etwa 0,02 I. Die Wäsche jedes Gastes, wenn diese nur aus einem Handtuch besteht (von 0,27 bis 0,3 kg Gewicht), verlangt 0,015 cbm Wasser. Der Dampfkessel wird wohl zweckmäßigerweise mit Kondenswasser gespeist, von dem aber etwa 10% als verloren zu ergänzen sind. Der Dampfverbrauch für jeden Gast beträgt etwa 25 kg, die als Wasser zu liefern sind. Das Spülen und Reinigen der Räume und Bedürfnisanstalten erfordert etwa 10% des gesamten Wasserverbrauches. Hieraus ergibt sich folgende Gleichung für den täglichen Wasserbedarf Q in Kubikmeter:

$$W \cdot 0{,}3 + (B + S)\, 0{,}15 + I \cdot 1{,}52 + (B + W + S)\,(0{,}0025 + 0{,}015) + 0{,}1 \cdot Q = Q.$$

Als Beispiel bei einem Becken von I = 450 cbm und je B = W = S = 1000 Gästen für Brausen, Wannen und Schwimmbecken kann der tägliche Wasserbedarf etwa betragen:

$$300 + 300 + 684 + 3000 \cdot 0{,}0175 + 0{,}1 \cdot 1337{,}5 = Q = 1470 \text{ cbm}.$$

Da die täglich zu beschaffende Wassermenge nicht in allen Tagesstunden gleichmäßig verbraucht wird, sondern unregelmäßig, in einigen gar nicht, von anderen dagegen bis zum dreifachen des Durchschnitts fordert, weil überdies die einen großen Teil des Tagesaufwandes darstellende Füllung des Beckens in wenigen Stunden der Nacht geliefert und erwärmt werden muß, so müßten entweder Pumpen und Kessel dem möglichen Höchstbedarf entsprechend groß angeordnet werden oder es sind Ausgleichsvorrichtungen einzurichten, die eine gleichmäßige, aber geringere Leistung gestatten. Die letzte Art ist die bessere. Zu diesem Zweck werden große gemauerte, wasserdichte Sammelbecken, etwa unter dem Schwimmbecken, angelegt, die am Tage in Zeiten geringen Betriebes allmählich gefüllt und erwärmt in Stunden der Hochflut aushelfen. Freilich bedingen diese Staubecken ein zweimaliges Pumpen eines großen Teiles des Wassers aus dem Brunnen in die Becken und aus diesen in den Betrieb, indessen kann ihr Abdampf für die Wassererwärmung verwendet werden.

Die Umwälzung des Beckenwassers mit etwa 0,1 bis 0,2 seines Inhaltes stündlich erfordert eine besondere Pumpe. Die Abmessungen aller Pumpen seien reichlich gewählt, damit sie den Schwankungen des Betriebes folgen können, auch empfiehlt es sich für Notfälle Hilfspumpen (Ersatzpumpen) aufzustellen.

Der Dampfverbrauch. Wird angenommen, daß das Wasser für Brausen und Wannen um 30°, das Wasser für die Schwimmhallen um 14°, das Brauchwasser für die Wäschereien um 50° zu erwärmen ist, so erfordert jeder Kubikmeter davon bzw. 50 bzw. 22,50 bzw. 83 kg Dampf. Die Heizung und Lüftung der Räume wird in jedem Fall ein anderes Dampfgewicht erheischen, doch ist wohl im Durchschnitt mit 2,2 kg für jeden Gast zu rechnen und ferner für das Trocknen der Wäsche für jeden noch etwa mit 0,8 kg. Der Betrieb der Motoren entzieht dem Dampf etwa $10 \div 15\,^0/_0$ seiner Wärme, und die Verluste durch Abkühlung, selbst bei guter Umhüllung aller warmen Teile, sowie die Wasserreinigung werden auch noch $10\,^0/_0$ verschwinden lassen, so daß für den Dampfverbrauch (D) folgende Gleichung entstehen kann:

$$(W \cdot 0,3 + B \cdot 0,15 + S \cdot 0,15)\ 50 + 22,50 \cdot 1,5 \cdot I \cdot + (W + B + S)$$
$$(2,2 + 0,8) + Z\ 0,2 = D.$$

Beispiel. Bei einem Becken von I = 450 cbm und B = W = S = 1000 Gästen für Wannen, Brausen und Becken kann der tägliche Dampfverbrauch betragen:

$$(300 + 300)\ 50 + 22,50 \cdot 1,5 \cdot 450 + 3000 \cdot 3 + 0,10\ D = D =$$
$$59\ 605\ \text{Kilo.}$$

So wie der Verbrauch an Wasser ist auch der an Heizdampf in den verschiedenen Tagesstunden und Wochentagen sehr schwankend, kann aber durch die allmähliche Anwärmung des allmählich aufgespeicherten Wassers einigermaßen ausgeglichen werden. Immerhin ist es zweckmäßig, wenn die Konstruktion des Kessels und seiner Feuerung eine ziemlich veränderliche Verdampfungsleistung gestatten, ohne den Brennstoffverbrauch ungebührlich zu erhöhen. Das Gewicht des regelmäßig von einem Quadratmeter der Kesselheizfläche verdampften Wassers hängt von der Art und Beschaffenheit des Kessels, der Feuerung des Brennmaterials und der Geschicklichkeit der Heizer ab und schwankt daher in ziemlich weiten Grenzen. Liegende Kessel mit Feuerrohren pflegt man mit 16 kg Dampf für den Quadratmeter in der Stunde zu beanspruchen.

Die Reinigung des Kesselspeisewassers von dem in ihm gelösten Kalk, Gips, Mangan usw. kann durch Ätzkalk oder Ätznatron oder Soda oder durch Ätzkalk und Soda, endlich durch Permutit geschehen. Das letztgenannte Verfahren ist einfach und kann die vollkommenste Befreiung des Wassers von Kesselsteinbildern bewirken.

Zur Sammlung und Verteilung des Wassers sind stets Behälter erforderlich. Die beiden offenen Wasserbehälter für warmes und kaltes Wasser, letzterer mit untergestellter Tropfschale und Schwimmerventil für den Zulauf, wenn dieser von der allgemeinen

Wasserleitung aus geschieht, aus Eisen oder Eisenbeton oder bei luftiger Aufstellung aus Holz mit nachziehbaren Eisenbändern[1]) sollen des erforderlichen gleichen Druckes wegen in gleicher Höhe hoch im Dachboden stehen. Als Inhalt genügt für sie die Hälfte bis zwei Drittel des stündlichen Wasserverbrauchs, obgleich auch bisweilen der ganze angenommen wird. Gestützte Böden dieser Gefäße sind flach, sonst kugelförmig. Der Wasserablauf sei des Schlammes wegen 15 cm über dem Boden, der Überlauf (frostfrei) 10 bis 15 cm unter dem oberen Rand, führe aber nicht unmittelbar in Klosetts und andere Abfälle, weil hierdurch das Wasser verseucht werden kann. Der warme Behälter sei gegen Wärmeverlust mit Holzmantel bekleidet, der kalte gegen Einfrieren und Schwitzwasser mit schlechten Wärmeleitern umgeben. Gegen Rosten schützt ziemlich gut Verzinkung im Vollbade, und wo dies nicht angängig, ein Anstrich mit Panzerfarbe oder Mennige mit Firnis oder Lack, doch darf das Wasser durch diese weder Geruch noch Geschmack annehmen. In sehr großen Bädern müssen zwei Warmwasserkasten aufgestellt werden, viereckig mit Ankern oder rund, mit leichten Deckeln. Der Wasserzulauf darf des Rückstaus wegen nicht mit dem öffentlichen Rohrnetz in unmittelbarer Verbindung stehen. Geschlossene Gefäße, bestehen auch meistens aus Eisen, selten aus Kupfer, müssen mit gewölbten Böden, Reinigungsloch, Ablaufhahn mit zwangläufiger Führung des Wassers versehen und auf doppelten Betriebsdruck, aber wenigstens vier Atmosphären, geprüft sein. Die eingebaute Heizschlange sei der Reinigung wegen herausziehbar; gute Isolierung läßt die Wassertemperatur solcher Gefäße in zwölf Stunden nur um etwa 5° sinken.

Fernwarmwasserleitungen sollen immer als Umlaufleitungen angelegt werden, damit alles Wasser an Zapfstellen sogleich warm läuft und nicht absteht.

Die Rohrleitung der Anlage sei möglichst übersichtlich. Sie beginne im Untergeschoß in einem besonderen Raum, in der Nähe des Kessel- oder Maschinenhauses von einer Zentralstelle aus, in die die Hauptrohre münden und von der aus die mit Ventilen, Schiebern oder Hähnen absperrbaren, mit Manometern, Vakuummetern, Thermometern versehenen, durch Bezeichnungsschilder kenntlich gemachten, verschiedenfarbig gestrichenen Abzweigrohre fortgehen. Die etwas reichlich weiten Rohre liegen entweder genau senkrecht oder ohne Wasser- oder Luftsäcke, etwas mit Gefälle, die kalten unter den warmen frei von der Wand und seien mit Entleerungen versehen. Außerhalb des Gebäudes ruhen Leitungen von 40 mm l. W. und mehr als außen und innen asphaltierte Gußeisenrohre oder, der geringeren Bruchgefahr wegen, als stählerne Mannesmannrohre nach den „deutschen Rohrnormalien“, mit Hanfzopf und Blei gedichtet, wenigtens 1 m unter der Erde. Kleinere Rohre können dort aus Blei oder bei Blei angreifendem Wasser aus verzinntem Blei bestehen. Innerhalb des Gebäudes seien die großen Leitungen, über 50 mm l. W. auch außen und innen, asphaltierte Gußrohre oder Stahlrohre mit Flanschen, kleinere schmiedeeiserne Rohre zum

---

[1]) „Hütte“.

Teil mit Muffen versehen, bisweilen verzinkt, oxydiert, selten verzinnt; selten bestehen sie aus Kupfer. Die Knie, Abzweige, Stutzen,
Übergänge (Fassons), deren es für alle Weiten gibt, werden bei ver-
zinkten Rohren besonders angeschraubt, weil sie sich nicht, ohne
das Zink zu zerstören, biegen lassen.

Als passende Rohrweiten können gelten:

13 mm für	1 Brause,		
20 „ „	1 Wanne	oder 2÷ 3	Brausen,
26 „ „	1÷3 Wannen	„ 4÷ 6	„
32 „ „	3÷4 „	„ 6 u. mehr	„
38 „ „	4÷5 „	„ 11÷12	„
45 „ „	5÷6 „	„ 13÷15	„
51 „ „	6÷7 „	„ 16÷20	„

Dampf- und Kondenswasserleitungen bestehen am besten aus
üblichen Strahlrohren, Wasserleitungen aus verzinktem Eisenrohr
oder dem teuren, am besten verzinnten Kupferrohr, aber nicht
aus Blei- oder Zinkrohr. Die Verbindung der Eisenrohre geschieht
bei Leitungen unter 40 mm durch Gasgewindemuffen über 40 mm
durch aufgelötete, aufgeschweißte, aufgerollte verschraubbare
Flanschen. Die Leitungen werden frei von der Wand durch je 2 ÷ 3 m
voneinander entfernte Haken unterstützt, gegen Wärmeverlust
durch Korkschalen, Kieselgur, Filz, Seide, Gips, Blechhülsen, Um-
wicklung mit Band oder andere Mittel geschützt und wegen der Ausdehnung durch die Wärme mit Spielraum verlegt.

Die Ausdehnung durch die Wärme beträgt auf 1 m Länge:

Bei Erwärmung um	10°	50°	100° C
„ Kupfer	0,172	0,858	1,717 mm
„ Eisen	0,124	0,617	1,235 „

Um das Abbröckeln des Putzes von den Wänden beim dichten
Durchgang von Rohren zu verhüten, werden diese durch vorher
in die Mauer gegipste Rohrhülsen geführt. — Fernleitungen liegen
in begehbaren Kanälen oder unter der Erde zwischen gespaltenen
Turnrohren in Gourdon gebettet.

Der Probedruck, dem das Rohrnetz vor der Ingebrauchnahme
unterworfen werden muß, sei gleich dem doppelten Betriebsdruck,
wenigstens 3 Atm., aber nicht über 10 Atm.; er soll von der ganzen
Leitung eine halbe Stunde lange ertragen werden, ohne mehr als
$^1/_2$ Atm. zu sinken.

Die Temperatur des Grundwassers eilt der Lufttemperatur
langsam nach und beträgt etwa 7 ÷ 11° C, im Mittel 10°. Quellwasser ist meistens kälter. Flußwasser folgt der Witterung etwa
zwischen 5 und 15° C. Das Seewasser bleibt gleichmäßiger, auf etwa
10 ÷ 13° C. Warmes Brausewasser sei 37°, für Kinder und Schwächliche 38° warm. Die kalte Brause für Arbeiterbäder hat 12 ÷ 15°,
in Schulen und Volksbädern 20°. Wünschenswert ist immer die
Regelbarkeit der Wassermischung, die durch ein Mischventil geschieht, in das das warme Wasser, um Verbrühen zu verhüten, nicht
über 40° warm eintritt und dem beide Wässer der guten Mischung
wegen unter gleichem Druck zufließen müssen. Bei Schul- und
Militärbrausen wird ihrer eine ganze Reihe zu gleichzeitiger Be-

nutzung von einer Stelle aus eingestellt. Das Wasser für Wannenbäder sei 35° warm (abgesehen von medizinischen Bädern, die hier nicht behandelt werden) und werde am besten mit dieser Temperatur zugeführt, nicht erst in der Wanne von 50 oder 80° heruntergemischt. Vollbäder haben 28°, das Schwimmbeckenwasser sei 22° warm, für Waschzwecke muß das Wasser auf 55° erhitzt sein. Gegen Frost schützt nur mäßig sehr gute, dicke Umkleidung, besser dauernder Umlauf des warmen Wassers.

Die Erwärmung des Wassers kann geschehen

1. durch direktes Einblasen von reinem Öl und schlammfreiem Dampf (Abdampf von Maschinen ist fast niemals ölfrei) in das Wasser offener oder geschlossener Behälter mit Hilfe von Injektoren, die, um das sonst, namentlich, solange das Wasser kalt ist, auftretende knatternde Geräusch zu mildern, den Dampf fein verteilen und etwas Luft mit einführen sollen. Auf diese Weise können große Wassermassen schnell und einfach erwärmt werden. Es sind erforderlich zur Erwärmung von 1000 kg Wasser von 10° auf:

20 — 30 — 40 — 50 — 60 — 70 — 80 — 90 — 100° C
17 — 33,1 — 50 — 68 — 87 — 106 — 125 — 150 — 165 kg Dampf.

2. durch gespannten oder Abdampf in Heizschlangen oder Heizrohren, das sind Oberflächen- oder Gegenstromerwärmer, die in offenen oder geschlossenen, mit Wasser gefüllten Behältern liegen, wobei das vom Heizdampf herrührende warme Kondenswasser vorteilhafterweise wieder zur Kesselspeisung benutzt werden kann. Das Badewasser soll, um der Gefahr der Verbrühung auszuweichen, nicht zu hoch erwärmt werden, und seine niedriger gehaltene Temperatur verursacht gewöhnlich auch eine geringere Bekrustung der Heizfläche, d. i. weniger Kesselstein. Das offene, hoch aufgestellte Warmwassergefäß mit Schwimmerhahn liefert den Druck für die von ihm aus erfolgende Wasserverteilung und liegt, wenn es geschlossen ist, unter dem Kaltwasserkasten, der seinerseits 1,50 m über der höchsten Warmwasserzapfstelle stehen muß. Die Warmwassergefäße neigen zu innerer Bekrustung und sollten zur Vermeidung des Rückstaues in den Kaltwasserkasten mit Rückschlagventilen versehen sein. Das zur Vorerwärmung von 1000 kg Wasser durch Oberflächenheizung erforderliche Dampfgewicht ist dem bei der Einspritzung erforderlichen obengenannten fast gleich. Die nötige Heizfläche hängt von der Temperatur, Spannung und Geschwindigkeit des Wassers und des Heizdampfes ab, wobei als mittlere Wärmeübergangszahl k = 250 W. E. für qm/st/° C angenommen werden darf. Hieraus folgt die erforderliche Heizfläche zur Erwärmung von 1000 kg Wasser stündlich von 10 auf 40° durch Dampf von 1, 2, 3, 4, 5, 6 Atmosphären,

d. h. von: 100   121   134   144   152   159° C
= 0,75   0,70   0,65   0,60   0,55   0,70
÷ 1,33 ÷ 1,05 ÷ 0,98 ÷ 0,84 ÷ 0,79 ÷ 0,75 qm.

Bei manchen Anlagen wird aber auch ein geschlossenes,

mit Dampf geheiztes Gefäß (Boiler) in die Leitung vom Kaltwasserkasten oder selbst von der, durch Rückflußventil gesicherten, Wasserleitung zum Brauchort eingeschaltet. Endlich kann zur Wasserheizung ein Gegenstromapparat (mit Doppelrohren oder Rohrbündeln) verwendet werden, durch den das zu erwärmende Wasser ununterbrochen fließt, während Dampf, Gas oder Elektrizität es auf die gewünschten Grade erwärmen. Allein bei unregelmäßigem Bedarf ist diese Erwärmungsart nicht sehr brauchbar.

3. durch Gas. Ein Kubikmeter Gas liefert praktisch etwa 4500 W. E., das heißt, daß zur Erwärmung von 100 Liter Wasser von 10 auf 100° 3,3 ÷ 3,5 cbm Gas erforderlich sind, wobei die Wärmeausnutzung des Gases 60 ÷ 65% beträgt. Die üblichen Gasbadeöfen genügen im allgemeinen für ein Bad mit Brause; für mehrere Zapfstellen wird zweckmäßig ein großer Ofen mit Wasservorratraum geschaffen. Bei Gasautomaten muß auf ihre richtige Druckeinstellung geachtet werden.

4. durch Elektrizität nur für Luxuseinzelbäder. 1 Kilowatt vermag 861 W. E. hervorzurufen. Das elektrisch zu erwärmende Wasser fließt durch ein mit der heizenden Spirale umgebenes kupfernes Schlangenrohr, das im Höchstfalle dazu genügt, 200 Liter Wasser in 15 ÷ 20 Minuten um 20° zu erwärmen.

5. durch direktes Feuer. Einfache Badeöfen genügen höchstens für drei Bäder und fünf Brausen oder für zwölf Brausen allein und werden direkt von der Wasserleitung gespeist. Größere kesselartige Öfen für zehn Bäder stündlich werden besser mit zwei in gleicher Höhe aufgestellten, für kaltes und warmes Wasser bestimmten Gefäßen verbunden. Durch 1 qm Kesselheizfläche gehen stündlich etwa 7000 W. E., daher sind zur Erwärmung von 1000 Liter Wasser von 10°

auf 22	30	40	50	60	70	80	90	100°
1,75	2,9	4,3	5,7	7,1	8,6	10	11,5 qm	

Heizfläche nötig.

Der Heizkörper oder Kessel kann mit einem höher stehenden offenen, durch Schwimmerhahn nachfüllbaren Warmwasserbehälter, von dem das warme Wasser entnommen wird, durch zwei Rohre zur Erzeugung eines Wasserumlaufs verbunden werden. Es können aber auch von zwei gleich hoch stehenden Wasserkästen, einem kalten und einem warmen, von denen der warme durch Umlaufheizung (vermittels eines mit Gas oder Kohle gefeuerten Ofens) erwärmt wird, zwei Rohre in einen Mischapparat, deren es verschiedener Bauarten gibt, und von da ein Rohr zur Verbrauchsstelle führen. Das Wasser vom Kaltwasserkasten fließt dann in den Warmwasserbehälter unten ein, das Rohr von ihm zum Heizkessel geht unten ab, das Steigrohr vom Heizkessel tritt in der Mitte des Kastens ein und die Wasserentnahme findet oben vom Behälter, nicht vom Steigrohr aus statt, das 13 ÷ 65 m weit, bei großen Anlagen noch größer ist. Ein Heißwasserbehälter von 1500 Liter Inhalt, der 60° warm ist, kann 60 Brausebäder von je 50 Liter abgeben.

Die Rauchgase von Kesselfeuerung, Herden, Öfen, Backöfen

können für die Wassererwärmung nutzbar gemacht werden durch in ihren Fuchs oder Schornstein eingebaute Wärmeaustauschapparate, ebenso kann es mit den Abgasen der Gas- und Dieselmotoren geschehen.

Die Größe des **Warmwasserkastens** muß dem Verbrauch entsprechen, wobei zu berücksichtigen ist, ob Wasserzulauf dauernd oder nur zu gewissen Zeiten erfolgt, und daß 1000 Liter Wasser sich bei der Erwärmung

um	20	40	60	80	100 ° C
auf	1002	1008	1017	1029	1040 Liter ausdehnen.

Jeder Raum, in dem **Abwässer** entstehen können, muß entwässert werden, wobei oft eine Trennung des Badewassers von dem in weit geringerer Menge fallenden Schmutzwasser der Waschküchen und Aborte erforderlich ist. Ersteres bedarf nur der mechanischen Rückhaltung von Fett und Seife, die Schmutzwässer aber bedingen zu ihrer Reinigung der Rechen, Gitter, Siebe oder des Absitz-, Fäulnis-, biologischen, chemischen oder Kohlebrei-Verfahrens, je nach dem Grade der Reinheit, der für ihre Einführung in die Seen, Gräben, Bäche, Flüsse gefordert wird. Nach vollendeter Reinigung dürfen die vorher getrennten Abwässer wieder vereinigt fortfließen. Dies geschehe auf dem einfachsten, geradesten und kürzesten Wege, möglichst mit natürlichem Gefälle zum Vorfluter. Ist fehlenden Gefälles wegen eine gut gelüftete, wasserdichte Sammelgrube erforderlich, so erfolge die Abfuhr am besten durch Luftdruck oder Luftleere, geruchlos alle zwei, längstens vier Wochen. Niederschlagwasser werden durch Sand- und Schlammfänge geleitet und dann durch Rohre oder, wenn angängig, in offenen, gepflasterten Rinnen abgeführt. Wo Ortsentwässerung getrennten Systems besteht, mögen die Badeanstaltsabwässer in die Schmutzwasserkanäle fließen, sollen sie aber in die Regenkanäle gelangen, so bedürfen sie einer gemauerten Grube mit Tauchwand als Seifenabscheider. Einfacher ist das Mischsystem. In allen Fällen müssen von Hand bedienbare Rückstauklappen, Schieber oder Hähne gegen Rückstau des Kanalwassers sichern. Ein über Erdboden mündender Sicherheitsauslaß kann bei starkem Regen Verstopfungen anzeigen. Die Entwässerung der Brausebäder geschieht mit Gefälle in die Fußwannen, durch Öffnungen von 70 bis 100 mm $\emptyset$, der Wannenbäder nach den Wannenablaufstutzen, die in das weite Bodenentwässerungsloch münden. Vertiefte Wannen- und Vollbäder wie auch der umgebende Raum erhalten besondere Entwässerung und einen Wulst um den Rand, ebenso die Schwimmbeckenumgänge. Kleine Ankleideräume bedürfen der Entwässerung kaum. Bei größeren gemeinsamen ist eine solche für Spülung und Schrubben erforderlich von etwa 70 bis 100 mm $\emptyset$ mit Gefälle, womit auch Flure versehen sein sollen. Aborte müssen gründliche Reinigungsmöglichkeiten haben, auch einen Hahn mit Schlauchschraubenanschluß. Die Sitze seien einfach, glatt, ohne unzugängliche Stellen mit starker Spülvorrichtung für einfache Handhabung. Die Pissoirs bedürfen stets der Entwässerung, auch wenn sie Einzelurinbecken haben, muß ihr Fußboden entwässert werden, und zwar durch je ein Loch für 3 ÷ 4 Becken oder 10 qm Fußboden. Auch Kessel-, Maschinen- und Apparateraum, Lager und Keller erhalten Abflüsse. Unter dem Gelände liegende Räume entwässern in eine Grube (Sumpf), aus der das Wasser mit einer Handpumpe, einer Wasserstrahlpumpe oder einer elektrisch angetriebenen Pumpe, vielleicht durch einen Schwimmer selbsttätig eingerückt, gehoben wird.

Die Entwässerungsleitungen seien möglichst einfach, mit wenig Krümmungen und mit Gefälle 1 : 50 bis 1 : 100; nur bei sehr viel Spülwasser 1 : 200 gelegt, die senkrechten Rohre zur Entlüftung mit vollem Querschnitt über Dach geführt und mit Regenkappen versehen. Im Gebäude befindet sich in je 5 bis 15 m Entfernung eine gutschließende Reinigungsöffnung, im Gelände werden in geraden Strecken alle 30 bis 50 m und ferner bei Richtungsänderungen Einsteigeschächte von 90 cm ϕ oder 70 $\times$ 100 cm Viereck angeordnet. Die Hauptablaufleitungen für Brausebäder haben 150 mm ϕ, für Schwimmbecken 200 bis 250 mm ϕ, Nebenleitungen in der Erde 100 mm, Spülklosetts 100 mm, Nebenklosetts oder Wannen 125 mm ϕ, Einzelausgüsse 70 mm ϕ. Nur für ganz kleine Eingüsse und Waschbecken genügen 50 mm ϕ.

Im allgemeinen sollen die Leitungen, nach dem Erlaß des Min. f. öffentl. Arbeiten vom 19. Juni 1908, aus asphaltierten Gußmuffenrohren (Deutsche Normalien für Abflußröhren) bestehen. Bleirohre sind nur in beschränktem Maße zugelassen, Zinkblechrohre (nicht unter Nr. 13) nur für Entlüftung. Im Gelände, d. h. wenigstens 1 m unter der Erde, können gut glasierte, mit Gefälle gelegte, von einer 300 mm dicken Sandschicht umgebene Muffentonrohre, mit Asphalt gedichtet, benutzt werden. Geruchsverschlüsse und Einzelleitungen nach Gebrauch und Gewohnheit.

Raumerwärmung. Bei jeder Außenkälte bis — 20° muß die vorgeschriebene Innentemperatur durch längstens dreistündiges Anheizen erreicht und erhalten werden. Die Innentemperaturen seien in allen, für längeren Aufenthalt bekleideter Personen bestimmten Räumen + 20°, in Auskleide- und Baderäumen + 22°, in Fluren, Vorräumen, Aborten für bekleidete Personen, Waschküchen und Betriebsräumen, Werkstätten und dergl. + 15°, in Eingängen, Vorfluren, Treppenhäusern + 10°. Die Wintertemperaturen nicht geheizter Räume ist unter Dachflächen ohne Schalung etwa — 15° C, mit Schalung etwa — 10°. In öfter von Außenluft bestrichenen Durchfahrten, Vorfluren — 5°. Abgeschlossene nicht geheizte Räume im Keller und in anderen Geschossen haben meistens ± 0°. Dabei ist darauf zu rechnen, daß die Wintertemperaturen selten unterschreiten in Norddeutschland — 25°, in Süddeutschland — 20° C. Die Heizung der Räume kann durch mancherlei für Badeanstalten nicht gleich gut verwendbare Mittel geschehen: Kachelöfen — Kamine — eiserne Kaminöfen — eiserne Schüttöfen (Anthracit) — eiserne Dauerbrandöfen — eiserne Mantel-Ventilöfen — Gasflammen[1]) — Petroleum- — elektrische und besonders Zentralheizung, die sich alle voneinander durch Gesundheitlichkeit, Sparsamkeit, Sauberkeit, Gleichmäßigkeit, Regelbarkeit, schnelle Anheizbarkeit, leichte Bedienung, Anschaffungskosten erheblich unterscheiden. Die Zentral-

---

[1]) Anleitung und Handhabung von Gasheizapparaten. Verlag R. Oldenbourg.

heizung ergibt die bei größeren Bädern vorteilhafteste Raumerwärmung. Sie wird versorgt von dem Hochdruck- oder Niederdruck-Dampfkessel der eigenen Anlage selbst oder einer fremden, in der Nähe befindlichen Wärmequelle, indem deren, am besten nicht viel über 100° warme Dampf in die in den Räumen stehenden Heizkörper geleitet wird. Ihre Oberfläche sei glatt, der Anstrich der besseren Wärmeabgabe wegen dunkel, wobei bemerkt sei, daß Niederdruckdampfkessel mit einem 5 m hohen Standrohr keiner Konzession bedürfen. Sie können aus glatten Rohren, Rippenrohren, Rippenkörpern, Rippenöfen, Registern, Radiatoren, glatten Öfen bestehen. Da der Abdampf aus Dampfmaschinen, Pumpen usw. fast noch 85% der ursprünglichen Wärme des in ihnen arbeitenden Dampfes enthält, sollte er nie nutzlos ins Freie puffen oder in Kondensatoren nutzlos niedergeschlagen werden. Auch die Verwertung von warmen Rauchgasen kann höchst vorteilhaft erfolgen.

Die Dampfheizkörper, in denen die Spannung 1,05 bis 1,20, höchstens 2 Atmosphären betrage, werden am vorteilhaftesten an den kältesten Stellen des Raumes untergebracht: unter Fenstern, an kalten Mauern, wo kalte Luft eindringen will und so fort. In den Warmwasserzentralheizungen, bei denen das Wasser entweder durch den Dampfkessel des Bades oder durch besondere Wasserkessel (gußeiserne Gliederkessel, schmiedeeiserne Rohrkessel, Schüttkessel) erwärmt wird, haben die Heizkörper fast die gleiche Gestalt wie bei Dampfheizungen, ihre Oberfläche wird aber kaum über 80° warm, ihre Wärmeausstrahlung ist ein wenig geringer, muß daher ein wenig größer als bei jenen sein, aber sie versengen dafür auch den Staub nicht. Die Heizkörper stehen frei an der Wand, 200 mm über dem Fußboden, sie seien ohne besondere Werkzeuge reinigbar, am besten ohne Bekleidung, höchstens mit einigen leicht entfernbaren Schutzstäben versehen, die Wand unter und über den Heizkörpern abwaschbar.

Luftheizungen mit Erwärmung durch Kaloriferen oder Dampf werden in Bädern selten angewendet. Zu erwähnen ist aber noch die öfter mit Vorteil betriebene Fernheizung bei den vielen weit auseinanderliegenden Gebäuden von einer Stelle, namentlich von Kraftwerken aus, die schwach gespannten Dampf oder heißes Wasser verfügbar haben. Jener oder dieses durch in begehbaren Kanälen gut und ausdehnbar gelegte Rohre fernhin zugeschickt wird.

Der Kohlenraum der Badeanstalt sollte Brennstoff für wenigstens einen Monat, das Kesselhaus für wenigstens 5 Stunden enthalten können, berechnet auf starken Betrieb. Dabei ist auf leichte Anfuhr der Kohle und Abfuhr der Asche Rücksicht zu nehmen.

Die Lüftung. Atmung und Ausdünstung der Menschen sowie Wasserdampf und andere Luftbeimengen erfordern für das Wohlsein der Menschen und Gebäude die Lüftung. Als Maßstab für die Luftverschlechterung gilt ihr Kohlensäuregehalt, dem sie, wie man annimmt, parallel steigt. Dieser beträgt im Freien 0,3 im Tausend[1]), in Städten 0,4 im Tausend und darf in Räumen nicht 0,7 ÷ 1,5, im Mittel 1,0 im Tausend übersteigen. Einzuführende Luft muß wenig-

---

[1]) Kalender für Gastechniker 1918, S. 32, und Bericht über die 8. Versammlung von Heizungs- und Lüftungsfachmännern in Cöln a/Rh. 1913.

stens die Temperatur der Raumluft haben und gut verteilt sein. Eine Badeanstalt bedarf bei Außenluft von 0° der größesten Menge stündlich zugeführter Frischluft, bei + 5 und — 10° nur etwa der Hälfte, bei + 10° und — 20° nur etwa $1/4$ davon, weil dann die natürliche Lüftung durch Fenster und Türen viel wirksamer wird. Der Luftwechsel finde im Sommer in Schwimmhallen, Eingängen, Fluren und Warteräumen einmal, in Nebenräumen ein- bis zweimal, in Wannen und Brauseräumen zwei- bis dreimal, in Aborten fünfmal stündlich statt. In der kalten Jahreszeit ist die Öffnung der Fenster und Klappen der ungleichen Verteilung, des Zuges und der Wrasenbildung wegen auch in Pausen nicht gut zulässig, an warmen Tagen aber kann die Luftabführung hoch unter dem Dach durch Fensterklappen im Dachreiter möglichst an drei, mindestens an zwei, vom Winde abgekehrten Seiten durch leicht und sicher, von unten bedienbare Vorrichtungen stattfinden, wenn die Zuluft warm und gut verteilt ist. Die künstliche Luftentfernung durch Wind, Wärmeunterschied oder Saugköpfe auf dem Dach ist billig, aber vom Winde abhängig, die Bewegung der Zu- und Abluft durch Ventilatoren macht vom Winde unabhängig und erlaubt Zugverhinderung, gute Verteilung, Reinigung, Befeuchtung, Trocknung der Luft, verursacht aber nicht unerhebliche Kosten. Die Frischluftentnahme finde fern von Aborten und Abfallstoffen, wenn beschaffbar in Gartenanlagen vermittels eines senkrechten, regelbaren Luftschachtes statt, ihre Befreiung von Staubfang geschehe möglichst nur an einer Stelle durch widerstandsloses Vorbeistreichen an rauhem Gewebe oder mit Widerstand durch Gewebe, Watte, Holzwolle, Koks oder durch Verdunstungsgefäße, Düsenapparate mit feinen Wasserstrahlen. Um die so angefeuchtete Luft zu trocknen, muß sie bis unter ihren Sättigungspunkt abgekühlt werden, und ihre Wiedererwärmung erfolgt dann an Heizkörpern, Radiatoren (Rhombikus), Röhrengefäßen usw. Die Luftdurchgangsräume und Kanäle seien möglichst gering an Zahl und wagerecht, glatt, vollfugig, begehbar, hell. Zur Reinigung durch Ozon muß die Luft davon 0,5 mg auf den Kubikmeter erhalten. Das Verfahren ist wirksam, sein starker Geruch soll aber die Beurteilung der Luftbeschaffenheit erschweren[1]).

Die Luft in Schwimmhallen sei 20 ÷ 22° warm. Ist ihre Temperatur in der heißen Jahreszeit höher, so kann sie gekühlt werden durch mit einem Gebläse möglichst hoch eingedrückte, etwa nur 15 ÷ 17° C warme Luft, die zuvor ein mit befeuchtetem Koks gefülltes Gefäß mit 0,5 m/sec. Geschwindigkeit durchströmt hat. Die Abkühlung der eingeblasenen Luft findet auch durch Vorbeistreichen an großen Kühlkörpern, die wie Heizkörper gestaltet sind und von kaltem Wasser durchflossen werden, oder an kalten Wasserstrahlen statt[2]).

Die Beleuchtung. Baderäume und Schwimmhallen müssen hell sein, daher die Fensterflächen in den Außenmauern groß anzuordnen sind, doch so gelegen und in solchen Abmessungen, daß sie auch zur Lüftung geeignet bleiben und in der kalten Jahreszeit

---

[1]) Dr. Konrich. Ges. Ing. 1912, S. 979.
[2]) E. Hausbrand. Verdampfen, Kondensieren und Kühlen.

nicht zu große Abkühlung und übelempfundene, herabfallende kalte Luft erzeugen, was auch den bisweilen unentbehrlichen Oberlichten eigen ist. Auf die zu erwartende Schweißwasserbildung soll stets, auch etwa durch die Stellung der Heizkörper Rücksicht genommen werden. Als künstliche Beleuchtung ist elektrisches Licht, nach bestehenden Vorschriften und, der Wasserdämpfe wegen, mit wasserdichten Armaturen ausgeführt das Vorteilhafteste. Bei Gasglühlicht sollen die Rohre frei zugänglich und mit Gefälle gelegt sein, und zwar im Boden und über 40 mm l. W. als asphaltierte Muffengußrohre, engere als Gasrohre. Bleirohre sind für Gas unzulässig. Spiritus oder Petroleum-Glühlicht ist den einfachen Petroleumlampen vorzuziehen. Azetylenlicht kann im eigenen Betriebe bereitet werden, erfordert aber Aufmerksamkeit wegen der nicht ausgeschlossenen Explosionsgefahr.

Der Brennstoffverbrauch ist bei Lichtstärke
von   25 — 50 — 150 Hefener-Kerzen,
etwa 68 — 137 — —   Gramm/St. bei der einfachen Petrol.-Lampe,
„   — — — — 68   „   bei der Petroleum-Glühlampe,
„   — — — — 0,17 Liter/St. bei der Spiritus-Glühlampe
„   25 — 50 — 150   „   bei Gasglühlicht, stehend,
„   30 — 50 — 130   „   bei Gasglühlicht, hängend,
„   25 — 50 — 150 Watt/St. bei der elektrischen Metallfaden-
                                Lampe,
Bogenlampen erfordern etwa 0,25 Watt/St.

Die Wäscherei[1]) liegt am besten im hellen und luftigen Erdgeschoß und nur im Notfall im Keller, wenn dessen Decke wenigstens 1 m über das Pflaster ragt. Den Fußboden bildet eine 2 ÷ 3 cm dicke Asphaltschicht, die 20 ÷ 30 cm mit Hohlkehle an den Wänden emporgeführt ist. Diese sind 2 m hoch, mit Kacheln oder Ölanstrich bedeckt, von da ab ebenso wie die mit einem ins Freie geführten Luftabzug versehene Decke mit Kalkputz bekleidet. Neben der Waschküche, aber ganz von ihr getrennt, liegen Trocken-, Roll-, Plätt- und Auswässerungsräume und bisweilen auch Wäscheannahme und Sortierkammern sowie die 0,7 bis 0,8 m im Quadrat haltenden Wäscheschächte. An Flächenraum erfordert die Wäscherei für 100 kg täglich zu bewältigender Wäsche 16 ÷ 20 qm. Da der Wäscheanfall für jeden Gast sehr verschieden ist, etwa 0,3 bis 3 kg, so waschen einige Anstalten nur 1 ÷ 2 Tage in der Woche, große 3 ÷ 5 Tage.

Manche Waschküchen enthalten einen **Einweichbottich** aus Lärchenholz, Beton oder mit glasierten Kacheln bekleidetem Mauerwerk von etwa 0,6 cbm Inhalt für 100 kg Wäsche, ferner ein **Dampfkochfaß** mit Heizschlange und Überlauf, endlich ein hochgestelltes **Laugengefäß**. Viele aber führen die ganze Wascharbeit in der **Waschmaschine** aus. Diese kann in recht verschiedener Art gebaut sein, aus Holz, aus verzinktem Eisen oder Kupfer. Sie kann gar nicht oder mit Feuer, mit Gas, mit Dampf (der zu vermeidenden

---

[1]) Siehe auch G. Roggenhofer. Die Wäscherei in ihrem ganzen Umfange. — Ehrich. Praktische Erfahrungen bei Anlage und Betrieb der Dampfwäschereien. — O. Spiegelberg. Ges. Ing. 1919, S. 61. — G. Fendler, Ges. Ing. 1911, S. 321; 1914, S. 1; 1915, S. 506.

hohen Temperatur wegen von nicht über 6 Atmosphären) geheizt werden. Meistens bestehen die Waschmaschinen aus einer festen und einer in dieser drehbaren wagerechten Trommel mit einem Fassungsvermögen von 13 ÷ 100 kg Wäsche, d. i. 90 bis 700 Liter Inhalt. Die Behandlung der Wäsche mit kaltem und warmem Wasser, mit Lauge und Spülung dauert 1 ÷ 1$^1/_2$ Stunde, worauf sie mit dem dreifachen Gewicht an Wasser beladen in die Schleudern gelangt. Von diesen faßt jede eine Ladung von 10 ÷ 55 kg (trocken) und entfernt bei 1200 bis 1800 Umdrehungen während 15 ÷ 20 Minuten daraus 50 ÷ 60% des Wassers, so daß die feuchte Wäsche nur noch etwa 45 ÷ 50% Wasser enthält, etwa ebensoviel wie eine gute mechanische Wringmaschine darin läßt. Mit der Hand kann Wäsche nicht so weit von ihrem Wasser befreit werden.

Nun gelangt die Wäsche, etwa auf niedrigen Wagen befördert, in den mit einem Lattenrost über dem durch Dampf oder Gas geheizten Luftzuführungskanal und ferner mit einem Luftabzug ausgestatteten Trockenraum. Die zum Trocknen erforderliche 45 ÷ 50° warme Luft wird durch einen Ventilator durch den Trockenraum geblasen. Die Wäsche wird hier auf die Leisten der mit Stelluhr versehenen, 1,7 m hohen, 0,36 m breiten, 2 ÷ 3 m langen Schieber oder Kulissen gelegt, deren jede bei 2 m Länge 5 ÷ 7 kg, bei 2,5 m Länge 7 ÷ 10 kg, bei 3 m Länge 10 ÷ 14 kg Wäsche faßt und in ausgezogenem Zustande 4,4 — 5,5 — 6,5 m lang ist. Nach 1$^1/_2$ Stunden hat durch einen Ventilator mit 45 ÷ 50° eingeblasene Luft die Wäsche getrocknet und dann kommt diese in den wegen der schädlichen Dämpfe stark gelüfteten Mangelraum. Eine Dampfmangel nimmt bei 500 $\emptyset$ und 1600 Länge 40 kg, bei 800 $\emptyset$ und 3000 Länge 80 ÷ 100 kg Wäsche auf. Kleine Betriebe bedienen sich wohl auch der Muldenmangel. Für Leib- und Stärkewäsche dient die kalte Kastenmangel, die 0,8 ÷ 1,5 m breit, 2,6 ÷ 3,6 m lang ist und im ausgezogenen Zustande 5,25 m beansprucht.

Der Wasserbedarf für 1 kg trockene Wäsche ist 35 ÷ 40 Liter, wovon etwa die Hälfte 50 ÷ 60° waren, der Rest kalt sein kann, und 1,35 kg Lauge. Das warme und das Laugenwasser müssen weich (0 ÷ 5° Härte), das kalte Wasser hart sein (18 ÷ 20° Härte) und dies kann im Bedarfsfalle durch Zugabe von 1 g Soda auf 1 Liter Wasser weich gemacht werden. 100 kg Wäsche bedürfen etwa 250 bis 300 kg Dampf. An Kraft werden gefordert etwa für die Wasserpumpe 1,3 PS, für die Dampfmangel 0,5 ÷ 1,0, die Kastenmangel 0,3 ÷ 0,5, für die Schleuder 1,8 ÷ 2, für die Laugenpumpe 0,6 PS.

Die gebräuchlichsten Bäderformen.

Das Brausebad ist das eigentliche Volksbad. Es erfordert den geringsten Zeit-, Raum- und Geldaufwand, ist allen Bevölkerungsschichten am leichtesten zugänglich, gewährt dabei die größte Leistungsfähigkeit und ist gesundheitlich einwandsfrei. Möglichst leichteste Reinhaltung der Bäder und Auskleideräume ist eine wesentliche Bedingung dabei. Eine Zelle einschließlich der Flure und Gänge nimmt 4 ÷ 6 qm ein. Sie sei, um Bespritzen der Kleider zu verhüten, durch eine schwache Wand in Auskleide- und Brauseraum getrennt und dann habe die erstere wenigstens $1,0 \times 1,0$ qm Grundfläche, besser $1,1 \div 1,2 \times 1,0$ oder $1,4 \times 0,8$ m; die Brausezelle dieselben Maße oder $1,25 \times 0,8$ m. Der Brausekopf sei hoch genug und etwas schräg angebracht, damit das Wasser den Körper schräg trifft; eine zweite Seitenbrause mit Schlauch ist oft erwünscht.

Gemeinsame Brauseräume kommen als Reinigungsräume in Schwimmhallen, in Fabriken, Schulen, Kasernen und Anstaltsbädern vor. Der Ankleideraum bei diesen habe doppelt bis dreifach so viel Plätze, als Brausen vorhanden sind, und dabei für jeden Platz $0,7$ bis $0,8$ m Breite. Vor den Plätzen sei ein $1,5$ bis $2,0$ m breiter Raum, so daß 10 Brausen $20 \div 30$ qm, 15 Brausen $30 \div 45$ qm für den Auskleideraum beanspruchen. Unmittelbar neben diesem liegt der gemeinsame Brauseraum, etwa durch schließende, übereinandergreifende Vorhänge von ihm getrennt. Die Standbreite jeder Brause ist $0,8$ m, die Tiefe $0,8 \div 1,0$ m, davor ein Gang von $0,8 \div 1,0$ m Breite. Bei zweireihigem Brausebad sei ihr gegenseitiger Abstand $0,5$ m, die gemeinsame Tiefe $1,5$ m, die Anordnung der Brauseköpfe am Verteilungsrohr dabei wechselseitig bei $0,4$ m Entfernung oder im Viereck oder sternförmig. Statt der Brauseköpfe können auch zwei wagerechte Rohre in $20,0 \div 30,0$ cm Entfernung voneinander angeordnet sein, mit auf ihrer Unterseite angebrachten je $3 \div 5$ Reihen von Löchern, so daß ihre Wasserstrahlen wie starker Regen wirken. Die Brausen seien einfach, leicht zu behandeln, sicher wirkend, das Sieb nicht unter 100 mm ϕ, reinigungsfähig, nicht nachtropfend, mit 30 mm Rand, um zu breites Streuen zu verhüten. Etwaige Aufschriften seien klar, verständlich, die Benutzung sofort für jedermann erkennbar. Allmähliche Änderung der Wasserwärme von Warm in Kalt und umgekehrt ist bei Einzelbrausen dem Badenden höchst erwünscht. Der Druckausgleich findet im Brausekopf statt, die Regelung der Wassertemperatur in einer Mischbatterie, doch so, daß das heiße Wasser nie allein ausfließen kann.

Der Wasserverbrauch für jeden Gast ist nicht gut durch Wasserzumessung zu begrenzen, weil die Bedürfnisse der einzelnen sehr verschieden sind, wohl aber kann die Badezeit beschränkt werden. Die Einzelbrause (nur von oben) wird in der Regel von jedem Badenden drei- bis viermal mit je $8 \div 12$ Liter benutzt, also zusammen etwa $32 \div 50$ Liter. Obere und etwaige Seitenbrause zusammen erfordern etwa 90 Liter für ein Bad. Die gemeinsamen Brausen, von einer Stelle aus bedient, laufen meistens nur von oben aber oft ununterbrochen, und es kann dabei für jeden Besucher etwa auf $3 \div 5$ Minuten und $8 \div 10$ Liter/Min. gerechnet werden. Bei ausreichender Auskleidegelegenheit, so daß die Badenden immer schnell wechseln und folglich ununterbrochen unter die Brausen gelangen, können mit 12 bis 15 Brausen stündlich 480 bis 600 Liter erforderlich sein. Die einzelne Reinigungsbrause nimmt etwa 10 Liter, die Reihenbrause etwa 5 Liter.

Die Badedauer unter der warmen Brause ist etwa 2 Minuten, unter der kalten $^1/_4$ bis $^1/_2$ Minute; das Einseifen dauert $2 \div 2,5$ Minuten das Aus- und Ankleiden zusammen 10 Minuten. So ergibt sich eine Badedauer von mindestens 15, eher schon 20 Minuten, daher erfordert bei starker Benutzung jede Brause mehrere Ankleideplätze.

Die Ausrüstung der Ankleideräume soll nach dem preußischen Ministerialerlaß von 1910 für Volksbäder bestehen aus: einer Sitzbank, einem kleinen Spiegel, einigen Kleiderhaken an nicht abfärbender Wand, einem Stiefelknecht und einem, bis zur Hälfte mit Wasser oder Sägespänen gefüllten Spucknapf.

Die Fußwanne ist $0,6 \times 0,6$ bis $0,8 \times 0,8$ m groß, mit einer Wasserhöhe von 10 cm und einem herausnehmbaren Lattenrost oder einer Korkplatte; sie bekommt ein Ablaufventil und den stets erforderlichen Sitz, der aber nicht zu bequem sei.

Die Wannenbäder. Der preußische Ministerialerlaß von 1910 sagt: „Da Wannenbäder vom weiblichen Teil der Bevölkerung erfahrungsgemäß lieber benutzt werden als Brausebäder, empfiehlt es sich, mit Anlage von Brausebädern zur öffentlichen Benutzung auch eine Anlage von Wannenbädern zu verbinden."

Sie können Voll-, Rumpf-, Sitz- und Gliederbäder sein. Mit Rücksicht auf die Rentabilität werden die Wannenbäder oft in verschiedenen Klassen verabfolgt, um durch höhere Preise der ersten Klasse billigere Preise der Brausebäder zu ermöglichen. In Volksbädern sollten sich die Klassen nur durch die Ausstattung, nicht in der jedem Gast zu gewährenden Annehmlichkeit der Einrichtung unterscheiden. Die Einzelzelle ist hier die häufigste Anlageform. Es sei die geringste Wannenlänge: 1,5 m, die kleinste Breite oben: $0,6 \div 0,75 \div 0,9$ m. Der Rohranschluß erfordert 0,3 m Raum in der Länge, der Ofen wenigstens $0,6 \times 0,7$ m, der Ankleideraum braucht 1 qm, und daher muß die Zelle wenigstens $1,8 \times 1,8$ m Grundfläche haben. Der Ministerialerlaß von 1910 empfiehlt $2,0 \times 2,5$ m Grundfläche und wenigstens 3,0 m Höhe, weil zu große Abmessungen, über $2,0 \times 3,0$ und 4 m Höhe, zu reiche und kostbare Ausstattung erfordern. Mehrere Wannen in einen gemeinsamen Raum ohne Trennungswände zu setzen, ist für Volksbäder ungeeignet, dagegen können einige Wannen in einem großen Raum stehen, wenn sie durch dünne, der besseren Entlüftung und leichterer Beleuchtung wegen nicht bis an die Decke reichende Scheidewände getrennt sind. Einschließlich der Gänge braucht eine Wanne dann etwa 6 qm Grundfläche, werden aber zwei Auskleidezellen für eine Wanne angelegt, so haben diese wenigstens je 1 qm Fläche und Wanne, Zellen und Gänge $7 \div 8$ qm. Mehrere Wannen in der Längsrichtung in einem Raum aufgestellt, erfordern mit den Auskleideräumen ebensoviel Platz wie Einzelzellen. Der Wasserbedarf hängt von den Abmessungen, dem Stoff der Wanne und ihrer schnellen Benutzung hintereinander ab, denn gemauerte, Zement-, Fliesen- und ähnliche Wannen verschlucken, um erst selbst warm zu werden, viel mehr Wärme als Metallwannen, einmal erwärmt, behalten sie freilich ihre Temperatur auch länger bei. Der Ministerialerlaß von 1910 nimmt den Wasserverbrauch nicht unter 200 Liter, besser 250 Liter für jede Füllung und stündlich zweimalige Benutzung an, also einen Wasserverbrauch von 500 bis 600 Liter in jeder Stunde. Für die Brause über der Wanne sind etwa noch jedesmal 20 Liter und für die Wannenreinigung etwa 50 Liter zu rechnen.

Die Form der Wannen muß sich dem Körper bequem anpassen, so daß der Badende halb sitzend, halb liegend darin ruhen kann, weil ihm, wenn er zu steil sitzt, die Veränderung der Lage schwer fällt. Die Wanne sei mindestens 1,20 m lang und 0,5 m breit, aber nicht zu groß, weil dies ein unsicheres Gefühl erzeugt. Das Kopfende muß halbkreisförmig und 45 ÷ 60° geneigt, vielleicht mit einer um 50 ÷ 80 mm erhöhten Sitzstelle und für die Stützung des Kopfes geeignet sein. Nach dem Fußende zu, wo die Wand flach und gerade ist, damit die Füße eine Stütze finden, verjüngt sie sich. Alle Ecken seien abgerundet und das Innere vollkommen glatt. Je schräger die Kopfwand, desto länger muß die am oberen Rande mit einem Wulst versehene Wanne sein.

Passende Wannenmaße sind die folgenden:

Größte Länge oben 1,50 ÷ 1,80 m, größte Höhe am Kopfende 0,60 ÷ 0,70 m,

größte Länge unten 1,20 ÷ 1,40 m, größte Höhe am Fußende 0,50 ÷ 0,60 m,

größte Breite am Kopfende oben 0,60 ÷ 0,90 m, größte Breite am Fußende oben 0,40 ÷ 0,70 m,

größte Breite am Kopfende unten 0,50 ÷ 0,60 m, größte Breite am Fußende unten 0,35 ÷ 0,50 m.

Zahlreich sind die Stoffe, aus denen Badewannen hergestellt werden. Die älteste Art ist die, auch in neuerer Zeit wieder öfter vorkommende der gemauerten Wannen. Sie ist ortsfest, kann etwa 15 cm in den Boden versenkt werden, was vielen, namentlich Frauen, angenehm ist, bedarf dann bisweilen am Fußende einer Treppe von 2 ÷ 3 Stufen mit Geländer an der Wand und fordert Rücksicht auf die Bauart des Stockwerks. Die Innenfläche ist mit passenden Steinen, Fließen oder Kacheln bekleidet oder aus allerdings bald häßlich aussehendem Zement, der durch Seife rauh wird. Weil die spezifische Wärme des Tones = 0,22 ist und wegen der dicken Wand, bedarf sie großer Wärmemengen, um die Wassertemperatur anzunehmen, aber sie behält diese dafür auch länger bei. Betonwannen sind leichter und auch billiger als gemauerte und können, wenn sie Eiseneinlagen haben oder in Monier-Bauweise hergestellt sind, auch beweglich bleiben. Sie können innen auch mit Kacheln, besser als mit kleinen Plättchen, die zu viele Fugen ergeben, bekleidet sein. Die obere Kante bekommt eine Profilleiste. Sorgfältig hergestellt sind sie sehr dauerhaft. Weißer Feuerton, Steinzeug oder Porzellan sind sehr reinlich, dauerhaft und schön, aber für Volksbäder zu teuer. Braune, glasierte Steinzeugwannen haben die gleichen Vorzüge, sind etwas billiger, werden aber doch selten verwendet. Terrazzo und Kunststein hat sich für Wannen weniger bewährt, weil das zum Polieren verwendete Öl bald ausgewaschen wird und einen sich häßlich abzeichnenden Rand hinterläßt. Gußeiserne emaillierte Wannen sind am besten bewährt, seit es gelungen ist, eine feste, sehr dauerhafte sogenannte Porzellanemaille auf das Eisen zu bringen. Außen erhalten diese Wannen einen Grundanstrich für Lackierung, bisweilen eine Verkleidung mit Kacheln. Sie sind für alle Fälle vorzüglich geeignet und können auch auf untergeschraubte Füße etwas erhöht gestellt werden. Es gibt jetzt auch sehr dauerhafte, nahtlos gepreßte Stahlblechwannen, die unbekleidet bleiben oder mit Kacheln ausgesetzt oder mit Emaille überzogen werden oder blanke Vernickelung erhalten. Auch diese sind, wenn die Emaille nicht abplatzt, sehr leicht und haltbar. Badewannen aus 0,9 bis 1,2 mm starkem Kupfer, innen verzinnt oder vernickelt, sind sehr lebensfähig, erfordern aber viel Arbeit für wiederholtes Putzen. Zinkwannen sind die weitaus am meisten verbreitetsten, weil sie die leichtesten und billigsten sind und bei hinreichender Stärke (mindestens Zink Nr. 16) genügt ihre Dauerhaftigkeit im allgemeinen. Sie müssen am oberen Rande einen Versteifungsrand mit Eiseneinlage oder einen Wulst und Holzunterlage unter dem Boden besitzen. Auch aus Holz werden Badewannen gebaut. Dies ist angenehm für den Körper, erhält die Wasserwärme lange und bleibt auch ziemlich lange unversehrt, wenn es in sorgfältigem Anstrich gehalten wird und der Boden, über den einzelne Stäbe als Füße verlängert sind, luftig steht.

Der Einlauf für kaltes und warmes Wasser in die Wanne liegt 150 bis 200 mm über ihrem oberen Rande, entweder mit einzelnen Hähnen oder gegebenenfalls in einem sogenannten Mischventil vereinigt, während der Ablaufstutzen der freistehenden Wannen in den Fußbodenablauf mündet und, wenn sie mit Bekleidung versehen ist, einen zugänglichen Geruch-(Wasser-)Verschluß erhält. Die Wanne sei des vollkommenen Ablaufs wegen nach dem Fußende zu, wo sich das mit nicht zu engem Sieb versehene, bei Ton- und emaillierten Wannen aus Gummi bestehende Ablaufventil befindet, geneigt. Der Ablauf soll höchstens drei Minuten dauern, daher sei das dazugehörige Ventil und Rohr etwa 50 mm weit. Der etwa 100 mm unter dem oberen Rande angebrachte, mit Sieb versehene Überlauf mündet in den Ablaufstutzen. Eine etwa 2 m über ihrer Bodenmitte angebrachte Brause braucht nur kaltes Wasser von 10 bis 12° zuführen, besser aber ist es, sie mit einer mit Thermometer versehenen und durch eine besondere Hahnstellung in Wirkung zu setzenden Mischbatterie zu verbinden, damit sie Wasser von 15 ÷ 20° liefern kann.

Die Einrichtung des Wannenraums besteht nach dem Ministerialerlaß von 1910 aus folgendem: einem 100teiligen Thermometer, einem Spiegel, einem Stuhl oder einer Bank, einer Badevorlage aus Kokos oder Kork, einigen Kleiderhaken an nicht abfärbender Wand, einem Stiefelknecht, einem zur Hälfte mit Wasser oder Sägespänen gefüllten Spucknapf, einem Nachtgeschirr, einem von dem Badenden aus der Wanne leicht erreichbaren Knopf- oder Klingelzug zum Rufen des Badepersonals. Ferner sind erwünscht ein Nachttischchen, ein Schirmständer, eine Wanduhr, ein an der Wand fester Seifennapf. Wäschewärmung kann gegebenenfalls durch die Heizkörper geschehen, wozu keine Bedienung erforderlich ist. Bei gemeinsamen, nur durch niedrige Wände zwischen den Wannen geteilten Räumen ist für jeden Platz das genannte Inventar erforderlich, nur kann ein Spiegel und Spucknapf für 2 bis 3, ein Abort für alle Plätze genügen und der Klingelzug fortfallen.

Die Badedauer. Der Aufenthalt in der Wanne beträgt etwa 15 ÷ 25 Minuten einschließlich der kalten Brause. Für die gesamte Benutzung gibt der Ministerialerlaß eine Zeit von mindestens 45 Minuten an. Einige Anstalten gewähren nur 30 Minuten, andere 40 ÷ 45 Minuten, so daß wohl wenigstens auf 40 Minuten zu rechnen ist.

Die Vollbäder sind für 1 ÷ 12 Personen bestimmt und haben im Durchschnitt für jede Person 1,5 qm Fläche bei 1 ÷ 1,3 m Tiefe. Demnach ist ihre Abmessung für eine Person 1,8 × 1,8 m, für 2 ÷ 3 Personen 2,0 × 2,5 m. Ihre Form ist viereckig, sechseckig oder rund; sie sind meistens in den Boden eingelassen und mit einer Treppe mit geriffelten Stufen versehen. Der Auskleideraum kann beliebig groß sein. Ihre Herstellung geschieht meistens in natürlichen oder künstlichen Steinen, Beton, Eisenbeton mit Wandplatten oder glasierten Steinen, Granit- oder Marmorplatten, bisweilen mit inneren Sitzstufen auf ein oder zwei Seiten, 36 ÷ 40 cm hoch, 33 ÷ 38 cm breit, immer mit etwas erhöhtem Beckenrande, um etwaigen Schmutzwasserzulauf zu verhindern. Der Wasserzulauf sei dem Wasserablauf gegenüber, und dieser an der tiefsten Stelle an der Seitenwand mit Sieb und Schieber (nicht Stöpsel) versehen. Der Überlauf erfolgt durch ein in einer Ecke angebrachtes, nicht von den Badenden heraushebbares, mit dem Ablaufrohr verbundenes, weites Rohr oder eine Öffnung in der Seitenwand. Von der Größe des Vollbades hängt sein Wasserbedarf ab. Die Badezeit ist 20 ÷ 30 Minuten, die Benutzungszeit entsprechend länger.

Schwimmbäder. Das Schwimmbad ist das vollkommenste Bad und am geeignetsten, das Bad im Freien zu ersetzen, besonders auch für die körperliche Ertüchtigung der Frauen und Mädchen, für die noch zu wenig geschieht, und deshalb sollten entweder besondere Schwimmhallen für diese errichtet oder die zeitliche Trennung ihrer Benutzung durch die Männer und Frauen beim Vorhandensein nur einer Halle durchgeführt werden. In Städten mit 25 000 und mehr Einwohnern sind Schwimmhallen neben anderen Bädern sicher erforderlich. Nach Osthof bedarf ein Schwimmer 3,5, ein Nichtschwimmer 1,2 bis 1,3 qm Wasseroberfläche, und da beide etwa je zur Hälfte vorhanden sind, erfordert im Durchschnitt jeder Gast 2,4 qm. Badet jeder $^1/_2$ Stunde und ist die Halle 10 Stunden offen (etwa von 7 ÷ 12 und von 2 ÷ 7 Uhr), so kann jeder Platz täglich 20 mal benutzt werden. Baden täglich 2 % der Bevölkerung, d. h. von 1000 Einwohnern 20, so erfordern diese zusammen 2,4 qm Wasserfläche. Für kleine Städte ist dieser Überschlag allerdings nicht anwendbar, in diesen sei vielmehr das kleinste Becken 7 × 10 qm groß. In mittleren Städten kann es 8 × 18 oder besser 9 × 20 m, in größeren Städten 12 × 24 m Fläche haben. Seine Form sei viereckig mit abgerundeten Ecken und womöglich auch abgerundeten Schmalenden, um die Schwimmlänge zu vergrößern. Es sei $^2/_5$ der Wasserfläche den Nichtschwimmern, $^3/_5$ den Schwimmern vorbehalten und beide durch eine Kette, ein Seil oder ein Gitter voneinander getrennt. Die Nichtschwimmer-Abteilung habe eine Tiefe von 0,7 bis 1,4 m oder, wenn viel Kinder darin baden, 0,5 bis 1,2 m, die sich sodann auf 2,5 bis 3 m vergrößert und unter dem Sprungbrett (das 3 m oder 3,5 m über dem Wasser liegt) 3,75 m erreicht; überall seien die Übergänge allmähliche, niemals gebe es im Beckenboden Stufen oder plötzliche Absätze, weil dies gefährlich ist. Frauen-Schwimmbecken, in denen das Springen meistens nicht beliebt wird, können durchweg 1,5 m Tiefe haben. Als Stützpunkte für ermüdete Schwimmer dienen einzelne Ringe oder umlaufende Holz- oder Metallstangen (Messingrohr) 20 bis 30 cm über dem Wasserstand und den Füßen ein 20 cm breiter Vorsprung unten an der Beckenwand, 125 cm unter dem Wasserspiegel. Um das Ausgleiten auf dem Boden zu verhüten, darf er einige flache Leisten tragen. Die Zahl der Auskleidezellen kann nach obiger Rechnung bestimmt werden. Sie seien 1,2 bis 1,5 × 1 m groß. Auskleideplätze für Kinder bis zu 14 Jahren 0,50 m breit, für Erwachsene 0,70 bis 0,80 m breit. Vor diesen ein etwa 1,0 m freier Raum. Liegen die Plätze an einem Gang, so ist dessen Breite noch hinzuzufügen. Umgänge am Schwimmbecken und zwischen den Ankleidezellen genügen mit 1,5 m Breite, doch werden sie öfter bis 2,5 m angelegt. Mehrere Speibecken und Auswringbecken für nasse Wäsche mögen an geeigneten Stellen angeordnet werden.

Reinigungsräume mit den erforderlichen Brausen, auch 1 ÷ 2 Sitzbrausen und Fußbecken sind in unmittelbarer Nähe der Schwimmbecken durchaus erforderlich, und das Badepersonal hat streng darüber zu wachen, daß jeder Besucher vor dem Eintritt in das Becken eine gründliche Reinigung seines Körpers mit Seife und Bürste vornimmt, wobei Personen mit ansteckenden Krankheiten und ekelerregenden Schäden auszuschließen sind. Der Aufenthalt in diesem Raum dauert etwa $^1/_3$ der Badezeit. Für Frauen sind auch einige besondere Zellen zur Reinigung mit Sitz- und Unterbrausen, alle mit kaltem und warmem Wasser erwünscht.

Bauausführung. Schwimmbecken bedürfen durchaus sicherer Gründung des Bodens und der Seitenwände und sollen nicht mit Trageteilen des Gebäudes fest verbunden werden, um Risse zu verhindern. Boden und Seiten des Beckens müssen so stark sein, daß sie, wenn es gefüllt ist, dem Wasserdruck von innen und, wenn es leer ist, dem Boden und Wasserdruck von außen sicher widerstehen. Seine Wände seien auch von außen zugänglich. Auf die Betonsohle, die auf fest eingeschlemmtem Sand gewölbeartig ausgerundet und mit etwa 30 cm Scheitelstärke zwischen den Fundamenten der Schwimmhalle in beabsichtigtem Bodengefälle eingestampft ist, werden die Seitenwände als aufrecht stehende Kappengewölbe unten etwa 77 cm, oben im Scheitel 51 cm stark aufgesetzt (wobei die Pfeiler der Halle als Widerlager dienen) und dann bis zum Scheitel ausgeglichen. Innen wird glatter, 3 cm starker Zementputz und vor dem Abbinden Spritzbewurf mit Zementmörtel für weitere Bekleidung aufgebracht. Nachdem der Boden mit einer Ziegelflachschicht belegt worden, werden Boden und Seitenwände bis zum Wasserspiegel mit lichtblauen und darüber mit weißen oder gelben, glasierten Platten oder Fliesen bekleidet, wodurch das Wasser in schöner blauer Farbe schillert. Die Bekleidung ist auch für die Reinigung ungemein vorteilhaft. Der mit Platten belegte Umgang wird durch 0,35 bis 0,40 m Vorkragung auf 1,35 bis 1,40 verbreitert, und durch einen darunter geführten Kanal mit Luftheizung erwärmt. Statt des Ziegelmauerwerks kann beim Bau des Beckens auch Beton oder der gegen Risse mehr Sicherheit bietende Eisenbeton gewählt werden.

Dieser braucht bei 3 m Wasserhöhe an der Sohle nur 20 cm, auf 2,0 m Höhe 15 cm, oben 12 cm stark zu sein.

In Krefeld ist die leichtere Monier-Bauweise (Eisengeflecht mit Zementbeton) angewendet. Das Becken im Admiralsgartenbad (Berlin) besteht aus Eisenblech, ebenso das in Essen, wo es durch nachziehbare Keile bei Bodensenkungen gehoben werden kann.

Die Abdichtung muß stets sorgfältig geschehen. Liegt die Sohle während des Baues in auszupumpendem Grundwasser, so wird statt Sandbeton unter die eigentliche Sohle eine andere, sehr glatt gearbeitete, aus magerem Beton gebracht, auf diese gut übereinandergreifende Isolierpappe, deren Stöße mit heißem Asphalt vergossen sind, gebreitet, und diese Isolierung ohne Unterbrechung mit runder Kante über das höchste Grundwasser geführt. Die Isolierung wird mit einer dünnen Schicht feinen Sandes bestreut, zum Schutz beim Einstampfen. Einmal gut ausgeführte Isolierung bleibt dauernd dicht, nachträgliche Arbeit aber ist unsicher und kostspielig. Voraussetzung bleibt sicherer Unterbau von Beton, gute Rohstoffe und gute Mischung. Bei späteren Rissen muß die Umgegend aufgeraut, Drahtgeflecht eingelegt und darauf geglättete Zementstückchen oder Lapidon-Anstrich gebracht werden. — Der Beckenrand liege 0,40 bis 0,60 m über dem Wasserspiegel. — Die Treppen, bis auf den Boden reichend, an den seichten Beckenenden, 1,50 m breit oder über die ganze Beckenbreite reichend, bestehen aus nicht glatten Hausteinen (Dolomit) oder Eisenbeton mit rauhem Belag. Die Leitern mit breiten Stufen sind im Schwimmerabteil senkrecht an der Beckenwand befestigt.

Die Bedachung der Halle erreicht oft durch zweigeschössige Anordnung der Ankleidezellen und Plätze bedeutende Höhe. Sie muß mit Rücksicht auf die Lichtgewinnung, namentlich hohes Seitenlicht und, was oft nicht zu umgehen ist, auf Oberlicht angeordnet werden. Die Hallendecke soll aber, wegen sonst zu großer Wärmeverluste und zu befürchtender Niederschläge, nicht zugleich Gebäudedach sein, es sei vielmehr zwischen Decke und Dach genügender Spielraum, der im Winter angewärmt werden kann. Eisenkonstruktion ist des Rostes wegen für diese Decke nicht zu empfehlen, Holzdecke mit Stakung bei dauernd gut erhaltenem Anstrich kann brauchbar und wirkungsvoll sein, Eisenbetondecke ist in jeder Form herstellbar, dauerhaft und von gutem Aussehen. Das Dach ist meistens ein Sattel-, Walm- oder Mansardendach. Wo Verunreinigung durch Ruß und Staub nicht besonders zu befürchten, sollten die Dächer stellenweise geöffnet werden können, um Wasserdampf zu beseitigen, Luft und Licht zuzulassen, wobei Entstehung von Zug durch Windfänge verhütet werden mag. Ziegeldächer mit Pfannen oder Breitziegeln haben etwa eine Dauer von 25 Jahren, Blei- und Kupferdächer sind teuer, Zinkblechdach aus gutem Material (Nr. 14) leicht, billig, dauerhaft und bei gutem Anstrich auch künstlerisch befriedigend. Das Pappdach, bei geringer Neigung mit Leisten, ist bei doppelter Deckung zu empfehlen, wobei die untere Lage, gleichlaufend mit der Traufe, 60 ÷ 80 cm Überdeckung bekommt, darauf einen dicken Anstrich mit Isoliermasse, worauf endlich die Decklage mit um die halbe Breite verschobenen Bahnen folgt. Holzzementdach für flache Neigung kommt für Hallen kaum in Frage.

Die Sprungbretter, am besten von einer Ecke der Halle beginnend, müssen aus elastischem Holz, 50 cm breit mit Segeltuch überzogen, 1,0 bis 1,5 m über den Beckenrand herausragen und sollen nur da angebracht werden, wo das Becken hinreichende Wassertiefe aufweist, was durch eine Tafel anzuzeigen ist. Liegt das Sprungbrett 1,33 m über dem Wasserspiegel, so muß die Tiefe wenigstens 2,5 m, liegt es 2,0 m darüber, wenigstens 3÷3,5 m betragen. Feste oder bewegliche Sprunggerüste haben bis zu 7 m Höhe.

Als Turngeräte über dem Wasser sind Ringe, Trapez und Taue zu nennen.

Dem Schwimmunterricht dient ein 90 cm hohes, etwa 6÷7 m langes Geländer zum Auflegen der Stange mit Leine für den Lehrer oder auch eine an der Decke hängende, etwa 1 m vom Beckenrande entfernte, ihm parallele Schiene mit Rolle und laufendem Seil für den Schüler.

Die Prüfung des Badepersonals, in größeren Anstalten mit dauerndem Betrieb, bei denen es dem Betriebsleiter untersteht und, wenn nur geprüfte Personen angestellt werden, kaum nötig, ist doch in kleinen Anstalten wohl zu empfehlen.

Von Rettungsgeräten müssen zur Hand sein: Rettungsringe an Leinen, Stangen und Haken, Wiederbelebungsapparate, Arzneien, Tragbahre, wollene Decken und ein Raum zum Lagern Verunglückter.

Der Wasserbedarf wird bedingt durch die wöchentlich wenigstens zwei- bis dreimal erfolgende Neufüllung und den Zulauf von stündlich wenigstens noch 4÷5% davon, was etwa noch einer wöchentlichen Füllung gleichkommt. Die kleinsten Becken haben 130÷150 cbm Inhalt. Im Reinigungsraum werden nach Maßgabe vorhandener Becken und Brausen für jeden Gast etwa 50 Liter gebraucht — in den Bedürfnisanstalten für jeden Stand und Sitz stündlich 100 Liter. Die Neufüllung des Beckens erfordert genügend weiten Zulauf, da sie in 5 Nachtstunden erfolgen muß. Die Nachfüllung am Tage erfolge durch Lauf- oder Springbrunnen, Wasserspeier, Wasserfall, Brause oder Wellenbrause, in breiter, über den Wasserspiegel streichender Strömung, um abgeschiedene Haut- und Körperteilchen auf der Beckenoberfläche fortzubewegen, nicht unterhalb des Wasserspiegels, aber fast geräuschlos mit leisem Plätschern, um niemand zu erschrecken und die Schwimmlehrer und um Hilfe Rufende nicht zu hindern.

Die Entleerung des Beckens findet an der tiefsten Stelle, an der Seitenwand, durch eine vergitterte Öffnung mit höchstens 5 mm Maschenweite zunächst in einen dicht am Becken angeordneten Schlammfang in 3÷4 Stunden statt. Bei jeder Entleerung sind Wände, Boden, Fugen mit kräftigem Wasserstrahl auch von den feinsten Sinkstoffen zu befreien. Hierzu sind in der Hallenmitte ein oder bei großen Becken zwei etwa 25 mm weiter Hähne mit Schlauch von der Länge des halben Beckens und mit einem Mundstück für Voll- und Fächerstrahlen angebracht. Als Überlauf dient am besten die in Höhe des Wasserspiegels um das ganze Becken laufende, mit Ablaufrohren an die Entwässerungsleitung angeschlossene, offene Speirinne, die die oberste Wasserschicht abführt. Unvollkommener sind einzelne, 500 bis 550 mm breite Überläufe oder Speilöcher.

Die Verunreinigung des Beckenwassers besteht in solchen, die es selbst enthält und die Badende und Betrieb hineinbringen. Ob so verunreinigtes Wasser durch künstliche Reinigung, Filterung, Belüftung usw. wieder für neue Benutzung brauchbar gemacht werden kann, ist eine Frage, bei deren Entscheidung gewiß Gefühl und Empfindungen eine Rolle spielen. In Deutschland hat sich, ab- gesehen von wenigen Ausnahmen, die Wiederverwendung gebrauchten Wassers nicht eingeführt.

Die Badedauer setzt sich etwa zusammen aus 10 Minuten für das Aus- und Ankleiden, 5 Minuten für das Reinigungsbad, 30 Minuten für das Becken, beträgt also mindestens 45 Minuten. Das Personal sollte die Gäste an den Ablauf der Zeit nur erinnern, wenn andere Gäste auf die Zellen warten, wobei Kinder dann auf Auskleideplätze verwiesen werden können.

Wellenbäder, die vom Baden am Seestrande bekannt und beliebt sind, steigern meistens die Besucherzahl und ihre Rentabilität. Die Wellen werden durch keilförmige Hohlkörper aus Eisen oder schwingende Flächen erzeugt, die mit mechanischer Kraft regelmäßig beim Rückstau des Wassers in dieses gedrückt werden. Es gibt Wellenbäder im Stadtbad Leipzig, Hallenschwimmbad Mannheim, Dianabad in Wien, in dem die Kosten für den Bau dadurch um 50 000 Mark, für die Maschinen um 30 000 Mark erhöht wurden.

II. Haus- und Wohnungsbäder.[1]

Das für die Gesundheit so förderliche tägliche Abwaschen und Abbrausen des Körpers kann auch in Wohnungen ohne Wasser- leitung mit einfachen Mitteln gefördert werden, z. B. durch ein etwa 2,5 Liter fassendes geschlossenes Zinkgefäß mit brauseartig durchlochtem Boden und einem kleinem Luftloch oben, das zur Füllung ins Wasser getaucht, mit geschlossenem Loch gehoben, nach vorsichtigem Öffnen des Loches die Wasserstrahlen fallen läßt. — Ähnlich können Gefäße bis zu $4^{1}/_{2}$ Liter mit zwei Griffen von dem in einer Wanne Stehenden als Brause verwendet werden. — Ein offener Eimer von 14 Liter, unten mit Brause und Hahn versehen, kann an einer über eine Rolle geführten Schnur emporgehoben gleichfalls als einfache Brause dienen. — An der Wand oder an besonderen, etwa 2,5 m hohen Gestellen befestigte offene Gefäße mit darunter angebrachtem Hahn und Brause oder Schlauch und Hahn sind etwas bequemer bei der Benutzung. Die Füllung dieses oberen Gefäßes kann vermittelst einer Handpumpe aus einem unten- stehenden Wassergefäß bewirkt und das Ganze mit einem Vorhang

---

[1] Wie sehr sich die Verbreitung der Badeeinrichtung in kleinen Wohnungen erst neuerdings selbst in Großstädten erweitert hat, erläutert die Tatsache, daß in Berlin von 59 in den Jahren 1875 bis 1905 erbauten Häusern mit Kleinwohnungen von je 2 Zimmern mit 1644 Haushaltungen und 5384 Bewohnern nur 2,6% mit Badeeinrichtung versehen waren, während in neueren Häusern 41,9% solche Ein- richtungen aufweisen. (Die Bauwelt, 1914, Nr. 29.)

umgeben sein. — Als sparsame Wanne kann die von der Firma Moosdorf u. Hochhäusler eingeführte schaukelnde Badewanne angeführt werden, die nur 25 Liter Wasser erfordert und in entsprechender Lage mit mehr Wasser als Vollbad dienen kann. — Auch gibt es eiserne Wannen, die der Platzersparung wegen beim Nichtgebrauch an die Wand gestellt werden und andere, die in der Ruhezeit mit Brettern versehen, als Schränke dienen sollen (Otto Berger, Zwickau). — Dann werden Badewannen empfohlen, deren Boden mit Gas oder Spiritus geheizt werden kann, endlich solche, die mit einem kleinen Ofen versehen, mit der gefüllten Wanne eine Umlaufanlage bilden.

Häuser, in denen Wasserversorgung und Entwässerung vorhanden ist, können leicht ein kleines, nicht als Rumpelkammer zu entwürdigendes Badezimmer mit Wanne und Brause besitzen, sei es dicht am Schlafzimmer gelegen, oder wenn dies keine eigene Wasserversorgung besitzt, nahe oder über der Küche um die Herdschlange dafür zu verwerten. Die Abmessungen des kleinsten Badezimmers seien ohne Ofen $1{,}60 \times 1{,}80$ m, mit Ofen und vielleicht Klosett dazu $1{,}80 \times 2{,}50$ m, besser $2{,}0 \times 2{,}50$ m, die Höhe wenigstens $2{,}5$, besser 3 m.

Das Badezimmer liegt am besten nach Süden, soll Licht und Luft vom Freien haben, kann im gegebenen Fall aber auch durch einen verschließbaren Luftkanal unter der Decke mit ihm in Verbindung stehen. Wo kein besonderes Zimmer zu beschaffen, kann die Wanne in der Küche oder einer Nische darin ($1{,}0 \times 2{,}0$ m) unter dem aufklappbaren Tisch stehen. Sie empfängt kaltes Wasser vermittelst eines Schlauches von der Wasserleitung und warmes Wasser von der Herdschlange oder durch einen Gasofen. Das gebrauchte Wasser wird, wenn kein Wasserabfluß möglich, durch einen über dem Ausguß angebrachten Strahlapparat abgesaugt. — Auch das Schlafzimmer, oder eine Nische darin, kann bei großer Vorsicht in der Anordnung und Benutzung als Bad in Frage kommen. Um alle die Wohnungseinrichtungen schädigenden Wrasen zu vermeiden, darf dann die Wassertemperatur nicht zu hoch sein, der Kohlen- oder Gasofen muß sicheren Rauchabzug erhalten, der Abfluß aber kann, wie vorher angegeben, bewirkt werden. — Endlich ist noch das Klosett als möglicher Baderaum zu nennen, in dem bei wasserdichtem Fußboden mit Entwässerung und ölgestrichenen Wänden eine kalte Brause (selbst eine solche, die durch das Gas eines drehbaren Gasarms erwärmt wird), mit Versuchshahn versehen, wenigstens $0{,}5$ m vom Klosett entfernt, angebracht sein kann. Als Aufbewahrungsort für die Kleider empfiehlt sich dann eine Doppeltür.

Die Badeöfen, die in Wohnungen mit Wasserleitung aufgestellt werden, können über sich einen offenen Kaltwasserkasten erhalten, der sich mit Hilfe eines Schwimmerhahnes selbsttätig füllt und den Ofen speist. Dabei muß das Luftrohr als Sicherheitsrohr über diesem münden. Ist der Ofen an die Wasserleitung direkt angeschlossen, so muß in dem Abflußrohr auch ein Mischhahn angeordnet werden. — Wannen und Öfen können auch als Umlaufanlage miteinander verbunden sein, aber ihr direkter Anschluß an die Wasserleitung ist dann, des möglichen Rückstaues wegen, mit einem Rückschlagventil zu versehen.

Zur Einrichtung eines Badezimmers gehört eine gute Sitzgelegenheit, Kleiderhalter, gute, aufsaugende, für mehrere hintereinander Badende auswechselbare Fußunterlage aus Frottierstoff oder aus Kork oder, was als das Beste erscheint, aus Gummi. Aus diesem Stoff auch ein Schwamm und eine Kopfstütze. Fliesen oder Asphaltfußboden sei mit Linoleum belegt, der Badethermometer mit Korkscheibe, damit er aufrecht schwimmt. Auch schwimmende Seife ist für Kinderbäder zu empfehlen, dann ein leichter Ständer aus Bambusrohr mit hölzerner oder emaillierter Schale für Seife, Schwamm und Bürsten.

In Häusern mit vielen kleinen Wohnungen, deren nicht jede ein besonderes Bad erhalten kann, empfiehlt sich, die Anlage eines gemeinsamen Badezimmers, das zweckmäßig nahe der im selben Hause befindlichen, mit Feuerung, Wasserzu- und -abfluß versehenen Waschküche liegt, weil von dort aus das warme Wasser und dahin das Abwasser fließen kann. Durch eine Hausordnung muß dann die Reihenfolge der Benutzung des Bades geregelt sein. — In Fremdenheimen, Ledigenheimen, Erziehungsanstalten und Arbeiterwohnhäusern kann ohne Schwierigkeit eine Brause und eine Wannenzelle getrennt, vom Flur aus zugänglich, angelegt und in Fällen, in denen etwa geeignete industrielle Betriebe erreichbar, von diesen mit Wasser und Wärme versehen werden. — Wenn die zu den einzelnen Privatwohnungen in einem Hause gehörigen Badezimmer den Dienstboten nicht zur Verfügung gestellt werden, sollte ein gemeinsames Bad für alle bestehen. — In Beamtenhäusern, die oft in Gruppen zusammenliegen, kann in einem der Gebäude ein gemeinsamer Baderaum eingerichtet werden. —

Verfügungen der Reichspost und der Domänenverwaltung bestimmten schon, daß bei allen größeren Neubauten auf die Anlage von Badestellen Bedacht genommen werde.

Einige Preise, wie sie etwa im Jahre 1914 bestanden, seien hier mitgeteilt:

Handbrausen 4 ÷ 10 Mark, — Brauseeimer zum Aufhängen 10 ÷ 14 Mark, — flache Wannen 85 cm ⌀ 13 ÷ 45 Mark, — Brause mit Handpumpen und mit Gestell etwa 90 ÷ 120 Mark. — Sitzwanne von Zink 14 ÷ 28 Mark. — Sitzwanne mit Vor-, Unter- und Rückenbrause und herausnehmbarem Sitz 90 Mark, — Sitzstühle (das sind Sitzwannen), 138 cm lang, 72 cm breit, 81 cm hoch 48 ÷ 54 Mark, — mit Heizvorrichtung 72 ÷ 78 Mark, — Wellenbad zur Wanne 40 ÷ 46 Mark, — Normalwanne aus verzinktem Eisenblech 20 ÷ 24 Mark, — Normalwanne mit Kohlenofen 44 ÷ 50 Mark, — Normalwanne mit Gasheizung 32 ÷ 38 Mark, — Normalwanne mit Spiritusheizung 42 ÷ 48 Mark, — Schrankeinbau zur Wanne 60 ÷ 65 Mark, — Umlaufbadewanne einschließlich Zinkwanne, Ofen aus Kupfer, ohne Hähne 72 ÷ 80 Mark, mit Hähnen 69 ÷ 104 Mark, mit gußeiserner emaillierter Wanne 120 ÷ 168 Mark. —

Die Kosten für Aufstellung und Anschluß an die Wasserleitung mit 13 ÷ 30 mm Rohr und Abfluß 50 mm, hängen von den Verhältnissen ab. Eine Heizschlange im Herde mit Füllgefäß darüber und Leitung, wenigstens 120 ÷ 130 Mark. — Der Waschherd als Wasserwärmer, der der geringen Menge wegen das Wasser auf 90° erwärmen muß, erfordert eine Ableitung mit Hahn, die etwa 20 ÷ 30 Mark kostet. — Ein Badeofen für Kohlenheizung mit Zinkmantel, kupfernem Innenrohr und Gußfuß 60 ÷ 70 Mark, mit doppelter Feuerung 90 ÷ 100 Mark, — ein Gasbadeofen lackiert mit Brause einfach 120 ÷ 140 Mark, zugleich für Zimmerheizung 170 ÷ 180 Mark. — Die Rauchrohre sind in die Preise nicht eingeschlossen.

Die Kosten für das warme Wasser betrugen für einen Eimer von 35° etwa 2 ÷ 3 Pf., für ein Sitzbad 4 ÷ 5 Pf., für ein Wellenbad 3 ÷ 5 Pf.; ein Wannenbad erfordert 200 bis 250 Liter, wozu etwa 3 ÷ 4 kg Kohlen oder 2,0 bis 2,5 cbm Gas nötig sind, die bei einem Kohlenpreis von 4 Pf. für 1 kg und 18 Pf. für 1 cbm Gas für ein Bad 12 bis 15 Pf. bzw. 36 ÷ 45 Pf. kosteten, wobei viele Bäder hintereinander den Preis ermäßigen.

III. Fabrik- und Betriebsbäder.

Der Ministerialerlaß von 1910 sagt: „Brausebäder lassen sich im Anschluß an gewerbliche Betriebe mit Dampfkesselanlage ohne besondere Schwierigkeiten oder Kosten einrichten. Zahlreiche Arbeitgeber sind bereits mit gutem Beispiel vorangegangen." Die Gewerbepolizei verlangt nur ausreichende Waschgelegenheiten, Fabrikbäder aber nur für gewisse Betriebe. Die sogenannten Badekaulen sind durch Verordnung der Bergbehörden verboten.

Die Entwicklung der Industrie drängt darauf, Unfälle zu vermeiden, die Gesundheit zu kräftigen, Krankheiten fernzuhalten, den Körper zu erfrischen und den Sinn für Reinlichkeit und Ordnung zu wecken. Das Brausebad ist hierfür hygienisch das beste; es gestattet in kurzer Zeit vielen zu baden und Bau und Betrieb sind einfach. Für 100 Arbeiter reichen 3 ÷ 5 Brausen, für 10 Brausen eine Wanne aus. Brausebäder für Frauen liegen am besten in Zellen, doch sind daneben für diese und für Werkmeister und Beamte auch einige Wannen aufzustellen. Schwimmhallen sind kostspielig und als Fabrikbäder nur möglich, wo viel Kondenswasser von 30 bis 40°C. kostenlos zur Verfügung steht, auch muß dennoch, um Ansteckungen (Typhus, Wurmkrankheit) und schnelle Verseuchung zu vermeiden, neben dem Schwimmbad stets ein Brausebad eingerichtet werden. Die Ausführung der Brausebäder geschieht, wie schon besprochen, aber auch in Rücksicht auf in Fabriken öfter vorkommende Raumveränderungen einfacher. Einzelzellen werden gemeinsamen Räumen vorgezogen. Ihre Trennungswände bestehen aus schmalen Holzbrettern zwischen U-Eisen, etwa 20 cm über dem Fußboden beginnend, 1,8 ÷ 2 m hoch, mehrmals mit heißem Leinöl, besser als mit Ölfarbe, gestrichen. Die Wände können auch 2 m hoch gemauert mit Zementputz und glasierten Steinen bekleidet oder in Monier-Bauweise ausgeführt sein, nicht aber aus unzweckmäßigem Wellblech. Zwischen Ankleide- und Brauseraum genügt ein Vorhang vom Fußboden aus, Zement mit Lattenrost und Fußwanne in dem Boden 12 cm vertieft. Die Tür ist aus Holz, schmal, nach innen öffnend, durch das herabklappbare Sitzbrett zu schließen. Die Einzelbrausen haben einen Gegenstromapparat oder eine Mischbatterie, die selbsttätig zuerst Kaltwasser, dann Dampf oder Warmwasser öffnet. Am besten findet die Mischung des warmen Wassers an einer einzigen Stelle statt und wird dann erst von dort zu der Mischbatterie und der schräggestellten Brause geleitet. Größere Brauseräume besitzen Trennungswände aus Holz, Monier, Schiefer, 0,4 m vom Boden beginnend und 1,65 m hoch reichend, um $^2/_3$ der Standtiefe vorspringend. Bei Bergwerksbädern werden bisweilen in dem nahe der Marken- und Lampenstube liegenden gemeinsamen Auskleideraum die nassen Werkskleidungen an Schnüren (die in verschließbaren Wandkästen enden) zum Trocknen an die Decke gezogen, welchen Platz dann bei neuer Einfahrt die Straßenkleider einnehmen. Etwaige Wannenbäder seien, wie schon beschrieben, eingerichtet. Für Arbeiterinnen werden in manchen Fällen der Aufsicht wegen 4 ÷ 6 davon in einen Raum gestellt, die Langseiten parallel, mit hölzernen Trennungswänden, 1,8 bis 2 m hoch, 0,10 m vom Fußboden beginnend. Brausen sind dabei entbehrlich. Für Beamte und Werkmeister dienen Einzelzellen mit Brausen. Die Wannen aus Gußeisen sind innen emailliert, außen lackiert und billiger als Fliesen, haltbarer als Zink.

Die Eisenbahnverwaltung besitzt schon Brausebäder bei allen Werkstätten, Anfang- und Endstationen, Gasanstalten, Übernachtungslokalen usw. für Arbeiter, Fahrpersonal und andere Bedienstete, z. B. beim Elektrizitätswerk am Bahnhof Nürnberg gibt es 12 Brausen, 8 Wannen mit An-, Auskleide- und Wärterraum, Wäscheabgabe-, Aufenthalts- und Waschraum für Wagenputzer und Vorarbeiter. Die Grundfläche ist 300 qm, die Herstellungskosten betrugen 41 000 Mark.

Kohlenplätze bedürfen 2 ÷ 4 Brausen, etwa im Kontorgebäude, ebenso Schlachthöfe, in denen ja warmes Wasser für Waschräume stets vorhanden ist. Auch Molkereien, Spinnereien und andere Betriebe können sie leicht einrichten, da die Herstellungs- und Betriebskosten solcher Bäder gering sind, wenn überschüssige Wärme verwendet wird. Einschließlich Seife und Handtuch konnte Arbeitern das Brausebad für 5 Pf., das Wannenbad für 10 Pf. gegeben werden, Meistern und Beamten für 20 bis 30 Pf. Unentgeltlichkeit der Benutzung ist zweckmäßig, wenn die Badenden Seife und Wäsche mitbringen.

Beispiele: Die Chemische Fabrik Gebr. Heyl, Charlottenburg, errichtete das erste unentgeltliche Fabrikbad für Beamte und Arbeiter, sehr einfach, zwischen zwei Mauern eingebaut, mit Oberlicht und Lüftungslaterne über dem 8,45 m breiten Raum. Zehn Brausezellen, an jeder Seite fünf, von je 2,4 m Tiefe, 1,4 m Breite, durch Holzwände von 1,8 m Höhe getrennt. Der Auskleideraum mit Ecksitz, Betonfußboden, Lattenrost, ist durch kurzes Wandstück vom Brauseraum getrennt. Der Dampf zur Warmwasserbereitung und Heizung kommt aus der Fabrik.

Die Zementfabrik Stern in Finkenwalde bei Stettin hat ein Brausebad in einem von allen Betrieben leicht erreichbaren alten Kesselhause erbaut, das Raum für den Wärter, Wanne und Brause für Beamte und 12 Brausebäder für Arbeiter enthält. Zwei Meter hohe Segeltuchvorhänge trennen die Zellen. Der Ankleideraum mit Ecktischchen, Ecksitz, Kleiderhaken, ist durch ein Wandstück gegen Nässe geschützt. Unter der Brause ist ein Sitz und ein Warmwasserhahn zur Fußwaschung angebracht und der Fußboden mit durchgehendem Lattenrost versehen. Das unbeschränkt abgegebene Warmwasser wird im Wärterraum in einem hochgelegenen Wasserbehälter durch einen geräuschlosen Dampfwassererwärmer, mit Schwimmerhahn von der Wasserleitung, hergerichtet, durch einen Mischhahn auf 30 bis 31° gebracht und mit Hilfe eines Thermometers dauernd kontrolliert. Alle Rohrleitungen sind im Wärterzimmer absperrbar. Hochsitzende Seitenfenster geben Tageslicht, Gas Abendbeleuchtung. Die Heizung findet durch Dampf in glatten Rohren statt, die Lüftung durch Klappflügel der Fenster. Die Kosten betrugen ungefähr 4500 Mark.

Die Kruppschen Werke in Essen errichteten zahlreiche kleinere, über das Fabrikgebiet verteilte Brausebäder, die der besseren Ausnützung wegen zwei Auskleidezellen mit einer Brausezelle verbinden. In einem Bad mit zwei Wannen und vier Brausen sind die Trennwände des Auskleideraumes so geknickt, daß sich die Sitze in den Banknischen verschieben, aber noch Wandfläche zur Anlage von Öffnungen für die gemeinsame Brausezelle bleibt, deren Einrichtung die übliche ist. Der Mittelgang zwischen den Wannenzellen ist zu kleinem Warteraum mit Bänken erweitert. — In einem anderen Bade mit 4 Brausen (1,0 $\times$ 2,0 m) und 8 Auskleidezellen (1,0 $\times$ 1,0 m) steht im Gang an der Längsseite eine Bank für Wartende. — Ein drittes Bad mit 2 Wannen, 8 Brausen, 16 Ankleidezellen ist mit größerer Abortanlage zu 10 Sitzen verbunden. Hier sind die Wannenzellen vom Brausebad, das mit Wärter- und Warteraum versehen ist, völlig getrennt. Alle drei Bäder haben Seitenfenster über den Trennungswänden, Heizung und Warmwasserbereitung durch Dampf, Lüftung durch Schlote auf der Dachfläche.

Die Zuckerfabrik Fr. Meyers Sohn, Tangermünde, besitzt ein großes Arbeiterbad mit 44 Brausen in für Männer und Frauen getrennten Abteilungen, deren jede außer besonderem Eingang, Wärterraum und Wannebäder enthält, und zwar 2 Wannen in einer, 3 in der anderen Abteilung, zwischen denen beiden ein größerer Raum mit Schwitzkasten, Wanne und Brause und ein kleineres mit Lichtkastenbad eingeschaltet ist. Die Heizung findet durch Dampf vermittelst im Fußboden liegender Rippenrohre, in den Schwitzbädern durch Dampföfen statt. Kalt- und Warmwasserkasten stehen unter dem Dach, der Zufluß wird durch Ventile geregelt.

Die Stettiner Maschinenbauanstalt Vulkan hat mit einem Kostenaufwand von 215 000 Mark ein Fabrikbad hergerichtet, das gewöhnliche und medizinische Bäder enthält. Im Beamtenbad gibt es 9 Wannen aus Fayence mit Brausen und 5 Brausebäder, deren Benutzung einschließlich Seife und Handtuch 40 bzw. 20 Pf. kostete. Im Arbeiterbaderaum gibt es in der Mitte zweireihig 56 Brausen gegenüber den Auskleidezellen und an der dem Eingang gegenüberliegenden Wand 12 Wannenzellen. Einschließlich Seife und Handtuch war der Preis hier für ein Brausebad 10, ein Wannenbad 20 Pf. Die Einrichtung ermöglicht gleichzeitige Benutzung durch 168 Arbeiter, indem einer badet, der andere sich ankleidet, der dritte sich auszieht. Maschinen, Pumpen, Trockenanlagen haben hinter dem Arbeiterbad in einem besonderen Gebäude Platz gefunden, in dem der leitende Ingenieur, Werkmeister und Heizer wohnen und die medizinischen Bäder, die auf Grund ärztlicher Anordnung gegeben werden, liegen.

Die Deutsche Zündholzfabrik A. G., Lauenburg i. P., hat ein Fabrikbad von 140 qm Grundfläche, massiv, mit 5 Wannenbädern, 15 Brausen, 3 Sitzbrausen. Es gibt für Männer und Frauen getrennte Abteilungen, für Beamte ein besonderes Bad. Die Wasserwärme ist beliebig einstellbar, die Bedienung erfolgte durch angestellte Badefrauen bei unentgeltlicher Benutzung, Handtuch und Seife auf Verlangen 5 Pf., Badezeit für Brausen $^{1}/_{4}$, Wannenbad $^{1}/_{2}$ Stunde. In der Frauenabteilung wurden die Brausebäder erst in erheblichem Maße benutzt, als durch Aufstellung anfangs fehlender Zwischenwände Einzelzellen geschaffen waren.

Der Aachener Hüttenverein Rote Erde. Das reine Brausebad zeigt eine bemerkenswerte Anordnung: 9 Brausezellen mit durch einen Vorhang getrenntem Ankleide- und Brauseraum und 18 Brausezellen ohne Ankleideraum ergeben in der Mitte des an eine Mauer angelehnten Gebäudes Raum für 42 offene Ankleideplätze, die erheblich stärkere Benutzung der Brausen ermöglichen. Geschlossene Zellen für ältere, offene Plätze für jüngere Arbeiter.

Die Zeche Prosper bei Oberhausen gewährte in der für eine Belegschaft von 2000 Mann berechneten Badeanstalt jedem Arbeiter einen verschließbaren Aufbewahrungsort für Gruben- und Straßenkleidung, so daß er nach Reinigung im Bade Straßenkleidung anlegen kann, während er die Arbeitskleidung an Ort und Stelle trocknen läßt. In einer Halle von 14×50 m ist eine auf Säulen ruhende, durch eine in der Mitte angelegte Treppe erreichbare Galerie eingebaut. Unten befinden sich zwei Badebecken von je 40 qm Wasserfläche und 1 m Wassertiefe, was neuzeitlichen hygienischen Anforderungen allerdings nicht mehr ganz entspricht.

Wenn die für das Bad erforderliche Arbeitszeit freigegeben ist, kann eine kleine Anstalt dadurch gut ausgenutzt werden, daß die Arbeiter nach und nach zum Baden gehen, z. B. nachmittags eine Stunde nach der Pause bis eine Stunde nach Arbeitsschluß, und dieser Schluß selbst kann verteilt werden, was bisweilen schon wegen der Abbeförderung der Arbeiter geschieht, um jedesmal einen Teil der Zeit zum Baden zu gewähren.

Der Besuch der Bäder kann gehoben werden durch Zwang bei Unentgeltlichkeit in solchen Betrieben, die besondere Reinlichkeit bedingen oder die gesundheitlich gefährlich sind —, durch Unentgeltlichkeit ohne Zwang —, durch geeignete Badezeit, die, wie das folgende Beispiel zeigt, unter Umständen in der Arbeitszeit liegen kann, ohne diese zu kürzen —, durch Gewährung von Prämien für eine gewisse Zahl genommener Bäder —, durch Einrichtung, die unnützes Warten vermeidet —, angenehme Wärme, Helligkeit, Sauberkeit —, unauffällige Aufsicht —, durch dauerndes persönliches Interesse der Fabrikleitung.

In dem kleinen **Fabrikbad** der Firma **Carl Zeiss** in **Jena**, mit 6 Brausen und 3 Wannen, das wöchentlich 936 Bäder geben kann, wurden, außer den besonders verschriebenen medizinischen Bädern, tatsächlich 820 genommen. Das Bad ist 8 Stunden — von $9 \div 12^1/_2$ und $3^1/_2 \div 8$ Uhr — geöffnet, während die Arbeitszeit von $7^1/_2 \div 11^1/_2$ und von $1^1/_2 \div 5$ Uhr dauert. Jedem Arbeiter wird wöchentlich $^1/_2$ Stunde für das Bad freigegeben, jeder erhält anfangs der Woche eine Karte, auf der Tag, Stunde, Wanne oder Brause des für ihn bestimmten Bades verzeichnet ist, und zum Ausgleich dauert die Betriebszeit eines Tages der Woche eine halbe Stunde länger.

Die **Wirkungen** des Badens sollen sich durch besseren Gesundheitszustand und den Fortfall störender Arbeitsunterbrechung bemerklich machen.

Die **Zugänglichkeit** der Fabrikbäder sei auch den Angehörigen der Arbeiter gewährt, weil durch Reinlichkeit der Gesundheitszustand der Familie gehoben, Infektionskrankheiten vermieden werden. Auch Ortsangehörigen in kleinen Gemeinden sollte der Zugang zum Fabrikbad gegen kleines Entgelt gewährt werden, wie es schon der preußische Ministerialerlaß 1910 empfiehlt.

IV. Bäder für Heer und Marine.

Im Jahre 1843 erlassene Vorschriften verlangten in jeder Kaserne ein heizbares Badezimmer, das für jede Kompagnie, Schwadron oder Batterie je eine Wanne zu enthalten hatte. Später wurden sechs Fußwannen für jede Kompagnie beschafft, aus denen im Badezimmer der ganze Körper abgewaschen werden sollte. Das Jahr 1870 brachte einen Umschwung; als unter den 18000 französischen Kriegsgefangenen in Stettin Scharlach und Pocken epidemisch auftraten, wurde zum Brausebad gegriffen, das in einem leerstehenden Zeughause betrieben bis zu 1000 Mann täglich benutzen konnten. Obgleich sich dies Bad bestens bewährte, ist doch erst im Jahre 1879 in der Kaserne des Kaiser-Franz-Garde-Grenadier-Regiments zu Berlin das erste Kasernen-Brausebad eingerichtet worden, das als Vorbild galt und durch ministerielle Verordnung vom 19. November 1879 für alle Kasernen vorgeschrieben wurde. Jedermann sollte wöchentlich einmal baden, was sehr wohl zu erreichen ist, da mit $10 \div 12$ Brausen ein Bataillon von 500 Mann in zwei bis drei Stunden abgebraust werden kann; in der Regel am Sonnabend, wonach die Leute reine Leibwäsche anzogen.

Während die Brauseräume in der ersten Zeit meistens in unfreundlichen Kellergeschossen lagen, liegen sie jetzt in Wirtschaftsgebäuden nahe der Küche oder Marketenderei, in hellen, luftigen Räumen im Erdgeschoß, deren Böden mit Fliesen und Lattenrost belegt sind. Anfangs wurden für jedes Bataillon $8 \div 10$, später nach gesammelten Erfahrungen $10 \div 12$ Brausen und für je 2 qm Brauseraum 3 qm Auskleideraum, der mit Bänken versehen und vom ersten durch zwei Öffnungen ohne Türen getrennt ist, angelegt, so daß das ganze Bad $5 \div 060$ qm mißt. Die schräggestellten Brausen sind mit 1,0 m Abstand und gemeinsamem Hahn mitten im Raum angebracht, Zellen sind ganz aufgegeben. Sobald unter jede Brause ein Mann getreten ist, gibt es zuerst Wasser von 34÷35° zum Abseifen und nach einer Pause kälteres zum Abspülen, im ganzen 20 Liter. Der Auskleideraum wird durch einen eisernen Ofen erwärmt, der Brauseraum durch den Badeofen, das Wasser durch einen eisernen Kessel, gelegentlich auch mit Umlauf, auch durch Dampf im Gegenstromapparat.

Die Kosten solcher Anlage betrugen ohne den Bau selbst je nach der Örtlichkeit 100 bis 200 Mark für jede Brause und für das Bad etwa 1 Pf. für den Mann.

Wo keine besonderen Militärbäder vorhanden sind, können auch, der guten Übersicht wegen, städtische Schwimmhallen benutzt werden, wie es in der Stadt Plauen i. V. geschieht, die gegen 2 Pf. für den Mann, oder 60 Mark für das ganze Regiment im Monat, an zwei Tagen der Woche im Winter, jedesmal 3 Kompagnien in ihrem Schwimmbad aufnahm. Für große Garnisonen waren von der Militärverwaltung eigene Schwimmbecken in Aussicht genommen.

Die Kadettenanstalten in Hamburg, Karlsruhe, Benzberg, Groß-Lichterfelde, Plön haben eigene Schwimmhallen. In Wahlstadt ist das Becken für 20 Kadetten, $6{,}4 \times 13$ m groß, 1,0 bis 2,25 m tief, auf drei Seiten von langgestreckten Auskleideräumen für je 20 Kadetten und 2 Reinigungsräumen umgeben, in denen sich je 5 Fußwannen, 5 Kopfbrausen, 1 Sitzbad befinden. Am Eingang liegt ein Raum zum Abkühlen, an den 2 Offizier-Wannenzellen nebst Abort grenzen, und am entgegengesetzten Ende der Halle sind noch 2 Aborte mit Vorräumen für Kadetten, einer für den Schwimmlehrer, ein anderer für Geräte untergebracht. Kessel- und Maschinenhaus, Kohlenschuppen und Werkstatt grenzen hieran.

Truppenübungsplätze und Kasernen für Seeleute auf dem Lande erhalten in den dazu gehörigen Lagern Brausebäder, ähnlich den beschriebenen.

Auf Kriegsschiffen, deren Mannschaft durch anstrengenden und bisweilen schmutzigen Dienst des Bades sehr bedarf, ist Raum- und Wasserbeschaffung schwierig, weil Seewasser die Seife nicht annimmt und das zurückbleibende Salz, wenn es nicht mit süßem Wasser abgespült wird, Juckreiz verursacht, aber es haben sich doch kleine ausreichende Räume selbst Außenbords, durch Tageslicht erhellt, für Brausen und auf einigen Schiffen selbst Wannen- und Waschplätze ermöglichen lassen. Salzloses Wasser wird durch Destillierapparate beschafft. Manche Kriegsschiffe haben 10 Brausen, andere 9 Brausen und 3 Wannen, große Kriegsschiffe 21 Brausen, 18 Waschplätze und 4 Wannen.

Hinter der Front[1]) sind oft Badeeinrichtungen behelfsmäßig geschaffen worden, z. B. hat ein Marineteil in Belgien 3 Zinkeimer mit Brauseköpfen und einem durch Feder angedrücktes Ventil versehen und von dem Ventilhebel eine Schnur zu einem Ende eines am Boden liegenden Fußtritts geführt, so daß die Brause durch den Fuß geöffnet werden konnte. — In einem Ort an der Somme bauten

---

[1]) Siehe auch Die Deutsche Gesellschaft für Volksbäder: Die Volksbäder und die Bekämpfung der Läuseplage.

ein Unteroffizier und 8 Mann in drei Tagen aus einem gefundenen Wasserbehälter als Kessel für offenes Feuer, aus einer in je 0,75 m Entfernung mit Sieblöchern versehenen und mit Draht aufgehängten Dachrinne eine Anlage, in der Vor- und Nachmittag je 20 Mann sich abbrausten, d. i. jeder Mann der Kompagnie wöchentlich sein Bad erhielt. Der Bademeister goß das aus dem Kessel geschöpfte warme Wasser in die Rinne und zum Nachspülen kaltes Wasser nach. Der Ankleideraum lag im Taubenhause, das mit Ziegelpflaster und Lattenrost versehene Bad im Stall, der Kessel im Futterraum. Oft haben die Kompagnien mit gefundenen Wannen, Konservenbüchsen als Brausen, Fässern als Hochbehältern auf Bockgerüsten mit einfachen Pumpen Bäder gebaut.

Badeschiffe wurden in den Grenzströmen in Betrieb gesetzt, wo sie den Truppen nachgeschleppt werden konnten. Das erste davon war wohl das von dem Kaiserlichen Motorjachtklub gestiftete und in Thorn stationierte. Es war 40 m lang und enthielt einen Auskleideraum, Raum mit 20 Brausen, 2 Einzelbrausezellen, 2 Wannenbädern, 1 Wäschekammer, Maschinenraum mit Lokomobile und 1 Wohnzimmer.

Ein früher dem Verkehr dienender Autoomnibus erhielt auf dem Deck einen Kaltwasser-, innen einen Warmwasserbehälter, 1,45 $\times$ 0,45 m und 0,55 m hoch. Der mit Zinkblech ausgeschlagene Innenraum faßt 3 Warmwasser- und eine Kaltwasserbrause und einen durch wasserdichten Vorhang abgesperrten, als Zutritt dienenden Vorraum. Der Wagenmotor saugt, erwärmt (auf 30 bis 35°) und drückt das Wasser in die Brausen. Es erhielten 6 Mann zugleich 4 Minuten lang warmes und 1 Minute kaltes Wasser, so daß die Höchstzahl der Bäder in 10 Stunden 1037 betrug.

Bäderzüge bestanden meistens aus 3 Wagen. Der Reinigungs- und der Badewagen erhielt eine vom Gang aus zugängliche, auf 65° zu erhitzende Warmluftkammer für Reinigung von Pelzen und Lederzeug, daneben auch einen Raum zur Entlausung durch trockene Wärme bis zu 120° und Dampfzuführung, um andere verlauste Sachen zu reinigen. Es folgt dann der Brauseraum mit 6 Brausen. Der Kesselwagen schafft die Wärme und beherbergt den Verwaltungsraum.

V. Schulbäder.

Ihre Notwendigkeit für die Erziehung der Jugend zum Baden, zur Reinlichkeit, zur Verhütung von Krankheiten durch schmutzige Kinder oder Kleider ist unbestritten. Seitdem das erste Schulbad in Göttingen 1885 entstand, sind viele gefolgt, die gehalten haben, was man von ihnen erwartete, nämlich: wohltätigen Einfluß auf die sittliche und körperliche Entwicklung der Kinder zu üben und ihre geistige Regsamkeit zu fördern.

Das Schulbad sei im Schulhause selber, aber nicht in seinem Keller untergebracht, und nur wenn seine Decke wenigstens 1,0 m über Gelände liegt, mag es zur Not darin eingerichtet werden. Als Anbau an das Schulhaus oder die Turnhalle mit ihnen durch einen gedeckten Gang verbunden, wird es heller und freundlicher sein, auch in Verbindung mit einem Spielplatz kann es im Unterkunfts-

oder Erfrischungsraum Platz finden, aber seine Entfernung vom Schulhause wirkt dann bei ungünstiger Witterung nachteilig. In einem besonderen Gebäude wird das Schulbad teuer. Volksbäder können, namentlich vormittags, wo sie fast frei sind, sehr gut als Schulbäder benutzt werden, aber auch hier ist die Entfernung vom Schulgebäude unvorteilhaft. Notwendig bleibt dabei immer die Überwachung der Kinder, denn bei bloßer Überweisung von Badekarten an sie verschwindet der Charakter des Schulbades.

Die beste Form für die Schule ist nur die des Brausebades. Einzelzellen zum Auskleiden sind hier unzweckmäßig; gemeinsame Räume übersichtlicher, auch billiger. Die Auskleidebänke stehen an den Wänden mit 0,6 m Platzbreite oder als vorn offene Stände 0,75 m breit, 0,80 m tief, mit 2 bis 4 Haken über jedem Platz. Die Zwischen- und Umgänge sind 1,10 m breit. Der Boden besteht aus Zement oder besser aus Asphalt und ist mit Matten belegt. Die Heizung und Lüftung des Bades wird am besten von der Schulhausheizung mit versehen oder geschieht von der Wassererwärmungsanlage oder durch besondere Öfen. Ein gemeinsamer, mit dem Ankleideraum durch eine türlose Öffnung verbundener Baderaum gestattet den Kindern Bewegungsfreiheit und erleichtert die Aufsicht.

Wenn das Heizgas billig geliefert wird, kann das Wasser durch Gas erwärmt werden, wie es in den Berliner Schulen durch die, besser stehenden als liegenden, an die Wasserleitung angeschlossenen und deshalb mit Rückschlagventilen versehenen Gaswassererwärmer mit dem Brausewasser geschieht. Das Wasser wird zunächst mit 30° und dann kühler verabfolgt. Bei Schulbädern ist die Aufsicht unbedingt erforderlich durch den Lehrer, die Lehrerin, den Schuldiener und dessen Frau. Das Abbrausen geschieht auf Kommando; die Kinder müssen zu schnellem Aus- und Ankleiden angehalten werden. Außerdem muß darauf gesehen werden, daß jedes auch das kühlere Bad bekommt, weil nur dadurch die Zusammenziehung der Hautporen und Sicherheit gegen Erkältungen gewährleistet wird. Da nur klassenweise Gleichaltrige baden, besteht kein Bedenken gegen den Mangel jeder Kleidung, nur vereinzelt sind Badehosen vorgeschrieben. Mädchen bedecken ihr Haar mit Bademützen, die bisweilen Ärmeren von der Schule geliefert werden; größeren Mädchen kann es freigestellt werden, Badeschürzen zu tragen, aber Badeanzüge sind selten gefordert. Trockentücher, und zwar nicht zu kleine, weil schnelles Abtrocknen der Erkältungsgefahr wegen nötig ist, müssen die Kinder selbst mitbringen, doch mag es gut sein, wenn die Schule ausnahmsweise damit aushelfen kann. Da es nicht zweckmäßig ist, die Wäsche im Auskleideraum selbst zu trocknen, weil die Luft darin ja feucht und nicht hinreichend warm ist, auch nicht schnell abzieht, muß ein kleiner, mit Heizkörper und Aufhängevorrichtungen versehener Raum geschaffen werden, aus dem die Kinder ihre gezeichnete, beim Schulschluß trockene Wäsche nach Hause mitnehmen können. Die Badedauer sei 15, höchstens 20 Minuten, so daß jede Brause stündlich fast viermal benutzt werden kann. Es genügt $^1/_3$ der Zeit für Einseifen und Abreiben (3 bis 4 Minuten zum Einseifen, 2 bis 3 Minuten unter der Brause), $^1/_3$ zum Abspülen, $^1/_3$ für Aus- und Ankleiden.

Bei kleineren Kindern und im Winter ist die Brausezeit abzukürzen, dagegen diesen beim Aus- und Ankleiden etwas mehr Zeit zu lassen, wegen der bisweilen erforderlichen Hilfeleistung.

Das Brausewasser sei anfangs 32 bis 33° warm, dann langsam auf 12 bis 20° herabgehend. Fußwanne 28 bis 30°, der Baderaum 19 bis 22° warm. Das Baden der Kinder während der Unterrichtsstunden läßt sich sehr gut ausführen, wenn es auch nicht ohne gewisse Störungen abgeht, selbst wenn geeignete Unterrichtsfächer wie Lesen, Schreiben, Handarbeit in die Badezeit verlegt werden, weil ja die nichtbadenden Kinder auch beaufsichtigt werden müssen, allein die Lehrer bestätigen, daß die Kinder durch größere Frische und Aufmerksamkeit die Störung wett machen. In einer der wöchentlichen Turnstunden kann das Bad zweifellos gut genommen und die dazu nicht verbrauchte halbe Stunde für Freiübungen ausgenutzt werden. Knaben und Mädchen sollen nicht hintereinander, sondern an verschiedenen Tagen baden, am besten vormittags zwischen 8 bis 12, im Winter von 9 bis 1, nicht nach der Mittagsmahlzeit und nicht kurz vor Schulschluß, weil sie dann ohne Aufsicht sind und sich leicht erkälten können. Die Besuchszahlen der Kinder schwanken zwischen 50 und 95 % und sie sind im allgemeinen bei Mädchen geringer als bei Knaben, obgleich mit der Gewöhnung etwas zunehmend.

Es ist noch zweifelhaft, ob die Kinder zum Baden gezwungen werden sollen. Herzkranke, Blutarme und Skrophulöse, mit Haut- und Kopfausschlägen sowie mit Ungeziefer behaftete, auch solche, denen der Arzt das Baden verbietet, sind auszuschließen. Nur in 2 von 89 Städten (Gotha und Heilbronn[1])) besteht Zwang. In Gotha müssen sich alle Kinder an dem Brausebade beteiligen, sobald dies unter Führung des Lehrers (der Lehrerin) in der Schulzeit kostenlos gegeben wird, wenn nicht ein begründetes ärztliches Gutachten oder der Schularzt dagegen ist. Kindern, die sich keine Badewäsche beschaffen können, wird sie kostenlos gewährt. In Heilbronn, wo die Schüler nur im Winter des ersten bis dritten Schuljahres Brausebäder, im vierten bis siebenten Schuljahres Schwimmbäder im städtischen Hallenbade bekommen, während im Sommer Flußbäder zur Verfügung stehen, wird der Zwang mit der gesundheitsfördernden Wirkung des Badens begründet. Die Einwilligung der Eltern wird stillschweigend angenommen um so mehr, wenn die Kinder Badezeug mitbringen. Manche Schulleiter fordern indessen schriftliche Einwilligung der Eltern, manche holen beim auf Krankheit begründeten Einspruch der Eltern das Urteil des Schularztes ein. In Tilsit muß der Schüler, dem es die Eltern verbieten, der Schularzt aber empfiehlt, beim Baden der anderen anwesend sein, in Reutlingen haben diese Schüler in anderen Klassen Unterricht. Den Knaben wird das Schwimmenlernen zur Pflicht gemacht: in Aachen, Düsseldorf, Saarbrücken; den Knaben und Mädchen: in Augsburg, Köln, Dortmund, Elberfeld, Glauchau, Iserlohn, München, Kreiensen[2]). In Charlotten-

---

[1]) Zentralstelle des Deutschen Städtetages, VI, 3. 42.
[2]) Am selben Ort IV, Nr. 15.

burg, Chemnitz, Mannheim, Regensburg wird an die Eltern ein Merkblatt über die gesundheitlichen Vorteile des Badens verteilt.

In höheren schulen gibt es Bäder nur wenn sie mit Alumnaten verbunden sind, weil vorausgesetzt wird, daß diese Schüler selbst und die Eltern dafür sorgen, daß sie Zuhause, im Fluß, im See oder in öffentlichen Hallen baden.

Beispiele: Das Schulbad älterer Art in Göttingen bestand aus 3 Brausen über 3 flachen Zinkschalen, 1,0 m Durchmesser, 25 cm tief, für je 3 Kinder in einem Raum von $2,51 \times 5,12$ m. Im Stockwerk darüber befand sich ein Badeofen mit einem Behälter von 1280 Liter, was zusammen 780 Mark kostete. Eine ähnliche Anlage in einer anderen Schule aber ohne Wasserbehälter, was sich aber nicht bewährte, kostete 550 Mark.

In Weimar kosteten 8 Brausen über 8 Zinkschalen wie vorher mit Röhrenkessel zur Warmwasserbereitung und Raumheizung, ausschließlich Bauarbeit, 1556 Mark.

Berliner Schulbäder in Gemeindeschulen besitzen Brauseräume von je $6,4 \times 8,03$ m zum gleichzeitigen Brausen von 20 Kindern, geheizt von der Schulheizung und mit Eiseleschen Gasöfen für das Wasser. Die Einrichtungen kosteten 4500 Mark. Wasser, Gas, Seife und Bedienung für 1 Bad kosteten $4^1/_7$ Pf.

Frankfurt a. M.: Der Brauseraum von 44 bis 45 qm enthält 4 Bademulden von $1,0 \times 4,0 \times 0,25$ Tiefe, darüber, dicht unter der Decke, 3 kupferne Brauseröhren, deren Wasser durch einen Gasofen erwärmt wird. Der Fußboden trägt einen Lattenrost, die Wände sind 1,5 m hoch mit Platten belegt, der Auskleideraum in Klassengröße enthält nur Bänke. Die Einrichtung beider Räume kostete 4900 Mark.

Mewe[1]): Das unentgeltlich gegebene Schulbad (Handtuch und Seife bringen die Kinder mit) liegt in einem Kellerraum von $5,50 \times 8,50$ m, wovon $^2/_3$ Auskleide-, $^1/_3$ Brauseraum ist, mit einer Brausemulde, $1,50 \times 3,50$ und 3 kupfernen Brauserohren, unter denen 15 Kinder Platz finden. Der Auskleideraum hat 12 lfdm.-Bänke für 30 Kinder. Ein Kessel mit Boiler von 600 Liter Inhalt besorgt die Wassererwärmung. Die Herstellungskosten, einschließlich der Mauer-, Zimmer- und Tischlerarbeiten, waren 1818 Mark, die Kosten für Wasser und Kohle betrugen 0,30 Mark für jede Stunde, in der 40 Kinder baden, also 0,75 Pf. für jedes, und 1 Hektoliter Koks genügte für etwa 100 Kinder, wenn sie in Gruppen von 12 bis 15 hintereinander badeten. Die jährlichen Betriebskosten beliefen sich bei dreistündiger Badezeit in 40 Schulwochen

auf $3 \cdot 0,30 \cdot 40 =$ . . . . 36,00 Mark,

Tilgung, Verzinsung des Anlagekapitals mit

10 % von 1818 Mark . . . . 181,80 ,,

Zusammen . . . . 217,80 Mark.

Köln hat 12 bis 16 Doppelzellen 1,0 m breit, in denen der Brauseraum 1,25 m lang, der Auskleideraum, in dem die Kinder die letzte Hülle fallen lassen, 1,0 m breit ist. Für alle 16 Zellen zusammen gibt's dort 2 Auskleideräume mit je 16 Plätzen, so daß

---

[1]) Schrift des Bürgermeisters.

jede Brausezelle 2 Kinder abwechselnd aufnimmt. Im gemeinsamen Brauseraum sind die Brausen entweder paarweise an einem an der Decke befestigten Rohrstrang 90 cm von einander angeordnet, oder es sind 2 bis 3 parallele Kupferrohre mit 2 bis 3 Reihen mit 15 mm-Teilung wellenförmig verteilter Brauselöcher so angeordnet, daß sie mit etwa 80 cm Streuung den Fußboden treffen, wodurch der Stand für die Kinder etwa 0,6 m breit wird. Die Betätigung der Brausen durch die Kinder ist unzweckmäßig; besser ist die Bedienung eines gemeinsamen Hahnes für die ganze Brausenreihe (auch bei Anwendung von Einzelbrausen) durch die Lehrperson oder den Schuldiener und dessen Frau.

Dülken (Rheinland) besitzt ein Schulbad mit Badezellen für 12 Kinder, Auskleideraum für 48 Kinder, Badeofen mit Mischgefäß und gibt jedem Kinde Seife und Handtuch, den Mädchen die Kappe, und trotzdem waren die Kosten nur 1 Pf. für ein Bad.

Sehr zu empfehlen wäre auch der schulentlassenen, in reger körperlicher Entwicklung begriffenen Jugend, die oft in staubreichen Betrieben arbeitet, eine gründliche und regelmäßige Reinigung, wozu sich die Leiter von Fachbildungsschulen mit Leitern von Schulen, in denen Bäder bestehen, in Verbindung setzen könnten. Auf die Bedeutung der Hautpflege sollten die jungen Leute hingewiesen, ihnen das Baden zur Pflicht gemacht, Kosten aber nicht auferlegt werden.

Die Benutzung des Schulbades als Volksbad, wie es für Dorfbäder zweckmäßig ist, kann geschehen, wenn dies schon bei der Anlage berücksichtigt wird, d. h., wenn die Abmessungen nicht nur für Kinder passen, wenn im Auskleideraum wenigstens einige vorn offene Zellen und ein mit Vorraum versehener Eingang unmittelbar von der Straße aus geschaffen ist. An sich bestehen keine Bedenken gegen den Gebrauch der Schulbäder durch Erwachsene.

VI. Bäder in Strafanstalten.

Von den vier Bäderarten, die in Strafanstalten bestehen, dient das Aufnahmebad in der Wanne, das unter Aufsicht des Hausvaters oder Aufsehers zu nehmen ist, auch zur Befreiung von Ungeziefer und zur Verhinderung der Einschmuggelung verbotener Gegenstände. Normalerweise (d. h. bei 560 Gefangenen) stehen 2 Wannen mit Brausen und Badeofen in einer größeren Zelle im Erdgeschoß des Hauptgebäudes. Die Gefängnisse in der Nähe größerer Städte, in denen viele Gefangene ein- und ausgehen, haben auch mehrere Zellen mit 1 bis 2 Wannen. Das Mannschaftsbad ist neben der Zentralhalle im ersten Stock in einem Raum mit abgestumpften Ecken untergebracht, mit strahlenförmig angeordneten, vorn offenen Zellen für 10 Brausen und 2 Wannen für zehn Mann mit 2 m hohen, 0,5 über Fußboden beginnenden Scheidewänden, damit der Aufseher sich überzeugen kann, ob das Bad auch in jeder Zelle genommen wird. Das warme Wasser kommt aus einem im Baderaum stehenden Kessel mit Mischapparat und wird vom Aufseher durch einen Hahn für alle zugleich gespendet. In 4 bis 5 Stunden kann die ganze Belegschaft abgebraust werden. Das Krankenbad ist nur erforderlich, wenn kein besonderes Krankenhaus vorhanden ist. Es liegt meist im mittleren Zellenflügel, besteht aus einem einfachen Zimmer mit 1 bis 2 vollkommen freistehenden, also von allen Seiten zugänglichen Wannen, die durch einen Badeofen gespeist werden. Für nicht gehfähige Kranke gibt es auch Wannen auf Rollen. Das Beamtenbad ist ein Raum mit Wanne im Erdgeschoß des Verwaltungshauses, in der Nähe des Aufnahmebades, wegen der dann möglichen, mit diesem gemeinsamen Benutzung des Ofens zur Wassererwärmung und des Wasserabflußrohres. Bereitung und Bedienung erfolgt durch Gefangene.

VII. Dorfbäder.

Die Notwendigkeit der Bäder wird auf dem Lande noch nicht überall anerkannt, deshalb sind Anregungen in ländlichen Zeitungen, Vorträge, Zusammenrufung der Lehrer, Geistlichen und Gemeindebeamten und Hinweise auf mögliche staatliche Unterstützungen bei der Anlage wie z. B. im Herzogtum Sachsen-Weimar zweckmäßig. Es genügen für ein Dorfbad 4 bis 6 Brausen (Zellenbad für Männer und Kinder) und 1 bis 3 Wannen für Frauen, auf etwa 50 bis 60 qm Grundfläche. Am billigsten werden sie in vorhandenen Räumen, etwa in überzähligen Schulklassen, im Gemeindehaus, im Anbau an das Schulhaus im Erdgeschoß, wo die angrenzende Klasse als Auskleideraum dienen und der Lehrer oder Schuldiener und seine Frau Betrieb und Aufsicht übernehmen können. In Kellern sind sie nur anzulegen, wenn diese hell und luftig, wenigstens 2,5 m hoch und ihre Decke nicht weniger als 1 m über dem Erdreich liegt. In Betracht kommen auch Anbauten an das Gemeinde-, Lehrer-, Spritzen-, Pfarrhaus, Obdach, Turnhalle, Backhaus (wo dessen Wärme ausgenutzt werden kann). Es genügt ein Vorraum (Windfang), $1,5 \times 1,5$ bis 2,0 m, worin, wenn erforderlich, die Stufen liegen. Besondere Ankleideräume sind nicht nötig, denn sie sind teils im Wannenraum $(2,0 \times 2,5$ m$)$ mit enthalten, teils bei Brausen mit $1,0 \times 1,40$ m von diesen nur durch Schutzwände oder Vorhänge getrennt. Die Gänge seien 1,25 bis 2,50 m, und wenn sie zugleich als Warteräume dienen sollen, 1,6 bis 1,75 bis 2,0 m breit. Die Außenmauer sollte stets massiv hergestellt werden, mindestens 38 cm dick, mit Luftraum nach neuerer Sparbautenart gegen Kälte und Wärme geschützt, die Flur- und Trennungswände 25 cm aus beiderseits glasierten Steinen in U-Eisenrahmen, 10 bis 15 cm über Fußboden beginnend, oder der leichten Beschaffenheit wegen aus Holz auf Eisenfüßen mit heißem Leinöl gestrichen. Die Böden der Gänge haben geriffelten Zement und liegen, um sie stets trocken zu halten, 10 bis 15 cm höher als die Baderäume. Die Baderäume erhalten einen guten geölten Lattenrost mit abgerundeten Kanten; die Brauseräume erhöhte Fußmulde. Die Decke sei der Abkühlung (des Schweißens) wegen niemals zugleich Dach, bestehe aus gehobeltem Holz, mit Leinöl gestrichen. Jedes Bad bekommt möglichst ein doppeltes Fenster mit durchsichtigem Glase außen, die obere Hälfte abklappbar, hoch angebracht, um über die Trennungswände zu scheinen, mit Schweißwasserrinnen, und innen mit verschließbaren Läden. Durch

ihre gute Anordnung ist vollkommenste natürliche Belichtung anzustreben. Die Türen an den Zellen, 10 cm vom Fußboden beginnend,
bestehen aus Holz, sind fest und verschließbar. Die künstliche Beleuchtung (Elektrizität, Gas, Glühlicht, Petroleum) sei auf die
Trennungswände gesetzt, um zugleich mehreren Räumen zu dienen.

Der Wasserbedarf ist für 4 Brausen und 2 Wannen, mit
1500 Liter, für 6 Brausen und 3 Wannen mit 2000 Liter ausreichend.
Wenn nicht warmes Wasser von Brennereien oder anderen Fabriken
zur Verfügung steht, dient zu seiner Beschaffung eine Handpumpe,
die den doppelten stündlichen Bedarf in 20 bis 30 Minuten leistet,
die Wasserbehälter mit Schwimmer und Standanzeiger sollen im
Dachgeschoß stehen. Jede Wanne und Brause erhält regelbaren
Kalt- und Warmwasserzufluß. Die Erwärmung des Badewassers,
die nicht über 40° gehen soll, geschieht am besten durch unmittelbare
Heizung eines Kessels im Erdgeschoß, der durch ein 50 mm weites
Umlaufrohr mit dem hoch stehenden Warmwasserbehälter verbunden
ist und neben dem der Kaltwasserbehälter steht. Am Wasserrücklauf-
rohr sei ein Thermometer angebracht. Da Mischhähne öfter unzu-
verlässig sind, ist es besser, die Mischung der beiden unter gleichem
Druck stehenden Wässer im Brausekopf vorzunehmen. Die An-
heizungszeit dauere etwa 1 ½ Stunden, in der für 4 Brausen und
2 Wannen etwa 35 bis 40 kg, für 6 Brausen und 3 Wannen etwa
55 kg Kohle oder Koks verbrannt werden. Die Heizung der Räume
kann durch Öfen oder auch durch Warmwasser im Anschluß an die
Badewasserbereitung geschehen. Die Lüftung der nichtbenutzten
Räume erfolgt durch offene Fenster, die Lüftung des Dachraumes
durch einige mit Sieben versehene, bei Frost durch Klappen schließbare Kanäle, doch muß sie in kalter Jahreszeit immer eingeschränkt
werden. Nach jedesmaliger Einstellung des Badebetriebes müssen
der Frostgefahr wegen Gefäße und Rohrleitungen entleert werden.

Ein Abort, der am Eingangsvorbau oder am Ende der Brausezellen untergebracht, Licht und Luft von außen erhält und vom
Kaltwasserbehälter gespült wird, ist auch im kleinsten Bade erforderlich. Im Gebäude erfolgt der Abfluß des Wassers aus Wannen
und Brausen durch offene Rinnen, außerhalb des Hauses durch
ein frostfreies, zu einer Absitzgrube geführtes Rohr und von da
in den geeigneten Vorfluter. Der Abfluß von Aborten findet in einer
geschlossenen und gelüfteten Leitung statt, die gutes Gefälle und
Reinigungsmöglichkeit gewähren muß.

Ausführliches von Dorfbädern siehe in dem Preisausschreiben
der Deutschen Gesellschaft für Volksbäder. Veröffentlichungen:
Bd. IV, Heft 2.

Dorfbad Oberpörlitz (330 Einwohner). In einem leer
stehenden Schulkeller sind 5 Brausen und 1 Wanne aufgestellt und
des Platzmangels wegen die Heißwasser- und Mischeinrichtung im
Erdgeschoß untergebracht. Die Zellen sind durch Segeltuchvorhänge,
die mit Ringen an einer eisernen Stange verschieblich sind, getrennt.
Der gemeinsame Auskleideraum hat keine Fußmulden, sondern nur
Bänke und einen Holzrost. Die Kosten dieser einfachen, aber etwas
unvollkommenen Anlage betrugen 1200 Mark, sie veranlaßte aber
wohlhabende Dorfbewohner, sich eigene Bäder anzulegen.

Kaltensundheim (965 Einwohner). Das Schul- und Volksbad ist im Schulkeller untergebracht, an dessen Fensterseite der Brauseraum, an der dunklen Wand der Warteraum mit Holzbank, Kleiderhaken und 12 Klappstühlen liegt, der zugleich als Kessel- und Heizraum benutzt wird und zu anderer Zeit als Auskleideraum für die Schulkinder dient. 5 Brausezellen, 2 Wannenzellen mit kalten und warmen Brausen sind vorhanden. Ein Ventilator entfernt den Wasserdampf. Petroleumlampen über je 2 Zellen geben die Beleuchtung. Die Brausezellen sind $1,0 \times 2,5$ m groß, wovon der Brauseraum $1,0 \times 1,0$ einnimmt und eine Fußmulde mit Lattenrost und eine Sitzbank enthält, während der Auskleideraum einen Sitz, Spiegel, Kleiderhaken, Stiefelknecht und Holzpantoffeln aufnimmt. Diese gute Einrichtung kostete 2000 Mark, wovon 800 Mark vom Staat als Zuschuß bewilligt wurden. Die Betriebsausgaben betrugen 210, die Einnahmen 175 Mark.

Folgende Besucherzahlen sind im Jahre 1913 aufgezeichnet worden:

	Kaltensundheim		Dernbach	
	Brause	Wannenbäder	Brause	Wannenbäder
Januar . . .	54	7	58	16
Februar. . .	33	12	87	12
März	145	18	161	56
April	120	17	93	49
Mai	183	24	179	63
Juni	180	10	102	45
Juli	193	17	134	40
August . . .	259	19	145	75
September .	135	9	101	50
Oktober . .	84	8	49	19
November. .	74	6	121	76
Dezember .	39	2	56	37
	1499	149	1286	538

Dammbach (1376 Einwohner). Auch hier liegen das Schulbad mit 20 Brausen und das Volksbad mit 6 Brausen und 2 Wannenzellen mit Heizung im Schulkeller, und ihre Einrichtung gleicht der von Kaltensundheim.

Die Baukosten lassen sich nicht allgemein abschätzen, namentlich seit der neuen gewaltigen Erhöhung aller Materialpreise und Löhne.

Die Betriebskosten sind, abgesehen von Löhnen, fast verschwindend, wenn die Wärme als Dampf oder Warmwasser aus fremder Quelle kostenlos geschöpft werden kann (Brennereien, Molkereien, Ziegeleien, chemische und Zuckerfabriken, Sägewerk, Gerbereien usw.), wobei sich selbst Fernherleitung der Wärme meistens als lohnend erweist, aber es muß geprüft werden, ob die vorhandene Wärmequelle regelmäßige Bäderabgabe zuläßt[1]). Ein dreistündiger

---

[1]) Ludwig Volk, a. a. O. fand eine in einem Backofen eingebaute Wasserschlange, nach zwei ununterbrochenen Backtagen, bei einem Wasserkasten von 2500 Litern, ausreichend für 65÷70 Bäder mit 6 Brausen und 3 Wannen — bei einem Wasserkasten von 1500 Litern, ausreichend für 40÷45 Bäder (4 Brausen und 2 Wannen), wobei die Ersparnis an Kohle gegenüber selbständiger Heizung 60% betrug.

Betrieb von 6 Brausen und 3 Wannen kostete etwa 1,5 bis 2,0 Mark, für 4 Brausen und 2 Wannen etwa 1,0 bis 1,5 Mark ohne Bedienung, daher das Brausebad etwa 1,7 bis 2,5 Pf., das Wannenbad etwa 6 bis 8 Pf.

Die Badezeiten seien durch eine Badeordnung geregelt, da Bäder meistens nur an zwei bis drei Wochentagen abgegeben werden können, wofür sich vielfach Freitag und Sonnabend Nachmittag bewährt hat; für Bewohner umliegender Orte bisweilen der Sonntag Vormittag 7 bis 10 Uhr. Z. B.: Freitag nachmittags 4 bis 6 Uhr Knaben, Sonnabend Mädchen. Freitag und Sonnabend 6 bis 8 Uhr Männer, 8 bis 10 Uhr Frauen (an einem Tage umgekehrt). Als Badedauer genügen einschließlich Aus- und Ankleiden für ein Brausebad 20 Minuten, für ein Wannenbad 30 Minuten.

Der Dienst des Badewärters, der je nach der Art der Wasserförderung und Aufspeicherung der Kesselanlagen und des Umfanges der Badeanlagen wenigstens 1 bis 2 Stunden vor Badebeginn anzutreten hat, umfaßt folgendes: 1. Lüften der Bade- und Warteräume. — 2. Anheizen des Kessels (Badeofens) und im Winter des etwa vorhandenen Heizofens. — 3. Schließung der Entleerungshähne. — 4. Wasser pumpen, bis die Behälter voll sind. — 5. Niederlegen der Fußbodenroste. — Beobachten der Wasserwärme, Regeln der Feuerung. — 7. Verausgabung der Badekarten und Anweisung der Zellen. — 8. Reinigung frei gewordener Zellen. — 9. Beobachten der Einhaltung der üblichen Badedauer. — 10. Nach dem Bade: Reinigen aller Zellen, des Warteraumes, der Betriebsräume; öffnen aller Zellentüren. — 11. Hochstellen aller Fußbodenroste. — 12. Löschen der vorhandenen Feuer in den Öfen. — 13. Im Winter Entleerung der gesamten Anlagen, dabei das Öffnen der obersten Zapfstellen beachten, um durch Luftzutritt den Leerlauf zu erreichen. — 14. Alle Fenster und Lüftungsklappen schließen. — 15. Beim Verlassen des Bades sämtliche Türen schließen. — 16. Abliefern der Badekarten und eingenommenen Gelder. — 17. Der Badewärter hat neben Beachtung größter Reinlichkeit in allen Räumen die einzelnen Apparate so zu handhaben, daß sie nicht beschädigt werden. Wird eine Ausbesserung notwendig, so hat er sofort für Abstellung des Übelstandes zu sorgen, um größeren Schaden zu verhüten.

Die Öfen müssen unbedingt in größeren Zwischenräumen gereinigt, die Pumpen gut geschmiert werden. Die Wasserbehälter sind hin und wieder auf Dichtigkeit zu prüfen und zu reinigen, der Anstrich aller Metallteile ist mindestens alle Jahre einmal durch Rostschutzfarbe zu erneuern, vorhandene Abfallgruben sind nachzusehen und in gewissen Zwischenräumen zu entleeren, die Wasserverschlüsse der Entwässerungen regelmäßig zu prüfen und für freien Ablauf zu sorgen.

In bezug auf die Preise galten früher folgende für angemessen:

1 Wannenbad, ohne Wäsche	0,25	Mark,
5 Karten desgleichen.	1,00	,, ,
1 Brausebad, ohne Wäsche	0,10	,, ,
5 Karten desgleichen.	0,40	,, ,
1 Handtuch entleihen	0,05	,, ,
1 Stück Seife entleihen	0,03 bis 0,05	Mark.

Durch Verbilligung bei Entnahme mehrerer Karten wird der regelmäßige Besuch gefördert; durch kostenlose Abgabe eines ersten Bades werden neue Badegäste herangezogen. So hat das vorbesprochene Dorfbad Kaltensundheim im ersten Jahre 280 Bäder kostenlos abgegeben, später aber nur etwa 30 jährlich. Der Preis für Wannenbäder konnte früher unter günstigen Umständen auf 20 Pf. herabgesetzt werden.

Die Handhabung der Hebel, Handräder oder Griffe soll durch klare und deutliche Aufschriften an diesen hervorgehen und darauf in der Badeordnung hingewiesen werden sowie auch darauf, daß den Anweisungen des Badewärters unweigerlich zu folgen ist. Unnötiger Aufenthalt in Warteräumen ist zu untersagen, weil auf ihn nur derjenige Anspruch hat, der mit einer Badekarte versehen, auf eine freie Zelle wartet. Frauen kann zum schnelleren Verlassen der Badezelle das Ordnen der Haare im Warteraum gestattet werden, wofür Tisch mit Spiegel zweckmäßig vorzusehen ist. Kämme sollten im allgemeinen nicht verliehen und nur zur Aushilfe gehalten werden. Das Mitbringen von Handtuch und Seife ist zu verlangen und nur zur Aushilfe gegen vorgenannte Gebühr abzugeben. Das Rauchen in der Badeanstalt und das Mitbringen von Hunden ist zu verbieten. Für Unterbringung dieser Tiere, die als Begleiter auf dem Lande unvermeidlich mitkommen, ist auf dem Grundstück ebenso wie für einen Platz für Fahrräder zu sorgen. Als Schlußsatz der Badeordnung ist zu empfehlen: „Warteraum, Badezellen und Abort sind von den Gästen so rein zu verlassen, wie sie diese Orte vorzufinden wünschen."

VIII. Stadtbäder.

A. Allgemeines.

Öffentliche Badeanstalten können nur Brausebäder oder nur Wannenbäder oder Brausen- und Wannenbäder besitzen, oder es kann jede dieser Badearten oder beide mit Schwimmbädern verbunden sein.

Brausebäder allein erfordern den geringsten Raum, ermöglichen mit den geringsten Kosten zum billigsten Preise verhältnismäßig zahlreiche Bäder zu verabfolgen und sind deshalb in Industrievierteln und Arbeiterwohngegenden in großen Städten sowie in kleineren und mittleren Fabrikstädten mit vorwiegend männlicher Arbeiterschaft die zweckmäßigsten.

Wannenbäder allein sind wenig gebräuchlich, aber in Verbindung mit Brausebädern üblich, da sie vom weiblichen Teil der Bevölkerung bevorzugt werden. Brause- und Wannenbadeanstalten sind für alle Städte ein gleich dringendes Bedürfnis. Aus ihnen entwickeln sich in größeren Städten meistens die Schwimmhallen, und diese Verbindung aller drei Badearten, im besonderen Gebäude, ergibt die vollkommenste Ausführung öffentlicher Bäder. Hoher Anlage- und Betriebskosten wegen sind sie wohl nur für Städte mit mehr als 25 000 Einwohnern erreichbar, in diesen sollten sie aber zur Ausführung gelangen, sobald die Mittel dafür vorhanden sind. Schwimmhallen geben den Stadtbewohnern, namentlich der Jugend, die solcher Übungen mehr als die Landbewohner bedarf, auch im

Winter Gelegenheit zum Erlernen und Üben des Schwimmens, dieser gesundesten Bewegung. Für viele Frauen, denen die Möglichkeit zu anderer körperlicher Betätigung fehlt, sind Schwimmhallen die wichtigsten Übungsstätten. Je größer die Städte werden, je reicher die Bevölkerung, desto mehr wird es ihre Pflicht, ihren Körper zu stählen, zu kräftigen und widerstandsfähig zu machen.

Die Lage der Badeanstalt richtet sich zum Teil nach ihrer Art und Umfang. Größere Bäder seien möglichst in der Mitte der Stadt oder des Stadtteils angelegt, dem sie besonders dienen sollen, und auch mit Rücksicht auf die Verkehrsverhältnisse möglichst nahe den Wegen der Arbeiter zur Arbeitsstelle oder in deren Wohnbezirken. Wünschenswert ist freie Lage auf nicht zu beschränktem Platz, durch die sich Vorteile für Tagesbeleuchtung und Versorgung mit frischer Luft ergeben, namentlich wenn das Gebäude mit Gartenanlagen umgeben werden kann. Bei eingebauten Baustellen erfordert die Lüftung und Beleuchtung erhöhte Fürsorge. Bäder von geringerer Ausdehnung können im Erdgeschoß und Hofgebäude eines auch anderen Zwecken dienenden Grundstückes untergebracht werden; aber auf öffentlichen Plätzen ist es vorzuziehen, eigene vielleicht pavillonartige Gebäude für sie zu errichten, wobei es nicht vorteilhaft erscheint, eine zu große Zahl von Bädern, besonders Brausebädern, an einer Stelle zu vereinigen, vielmehr wenn eine erste Anlage nicht mehr ausreicht, zweckmäßiger, an einer anderen Stelle eine neue zu gründen. Höher gelegene Baustellen sind im allgemeinen aus hygienischen Gründen tiefliegenderen vorzuziehen, wenn die Wasserbeschaffung keine Schwierigkeiten bereitet. Die Wahl des Bauplatzes sollte auch mit Rücksicht darauf geschehen, daß in erreichbarer Nähe sich staatliche, städtische oder private Werke befinden, von denen Abwärme in Form von Abdampf oder warmem Wasser oder als Gas sehr billig für die Badeanstalt bezogen werden kann.

Die Einrichtung der Volksbadeanstalt muß sich durch Einfachheit, Gediegenheit und Zweckmäßigkeit auszeichnen. Ihre Benutzung muß leicht verständlich sein, Aufschriften zu ihrer Anleitung kurz und derart deutlich, daß unrichtige Handhabung ausgeschlossen scheint, Gesundheitsschädigung oder Körperverletzung aber bei ihrer Benutzung oder zufälligen Berührung unmöglich ist. Krankheitsübertragungen können durch die Verwendung richtiger Baustoffe verhindert werden. Leichte Reinhaltung, dauernd gefälliges Aussehen soll im höchsten Maße gewährleistet bleiben und auch einer etwas rohen oder mutwilligen Behandlung aller dem Publikum zugänglichen Einrichtungen Rechnung getragen werden.

Eine Brausebäderanlage enthalte für eine Großstadt nicht weniger als 10 und nicht mehr als 30 Brausen, weil bei einer geringeren Anzahl der Betrieb teurer und bei einer größeren die Aufsicht und Bedienung schwierig wird. Auf mehr als dreimalige Benutzung einer Brausezelle in der Stunde ist nicht sicher zu rechnen, höchstens bei stärkstem Andrang auf 4 bis 5 Wechsel. Der Besuch der Gäste drängt sich auf gewisse Tagesstunden zusammen, fehlt an anderen ganz, häuft sich an manchen Tagen (vor Feiertagen) und dauert bisweilen an Wochentagen 8, an Sonntagen 6 Stunden, das sind wöchentlich 54 Stunden. Nimmt jeder Einwohner wöchentlich ein Brausebad, so brauchen 1000 Einwohner täglich 18 Brausestunden oder 6 Brausen. Im allgemeinen sind von den Badebesuchern $^2/_3$ bis $^3/_4$ Männer, $^1/_4$ bis $^1/_3$ Frauen, doch können naheliegende große Arbeitsstätten für Frauen dies Verhältnis ändern. Der preußische Ministerialerlaß 1910 empfiehlt die Abteilungen so einzurichten, daß durch Schließung (oder Öffnung) von Türen ihr Verhältnis den Umständen entsprechend geändert werden kann.

Der Grundriß des Gebäudes kann jede Form haben, doch ist die viereckige am vorteilhaftesten. Oft ist Hinterland einem Bauplatz an der Straße vorzuziehen, weil dann zugunsten der Inneneinrichtung auf schmuckvolles Äußere verzichtet werden kann. Für die auf diese Weise frei werdende Straßenfront sind vielleicht andere Anlagen passend, wie Turn- oder Lesehallen, Büchereien, Feuerwehr, wogegen nicht geeignet scheinen Desinfektions- oder Straßenreinigungsanstalten und dergl.

Für mittlere Bäder genügt ein Kassenraum von 8 bis 10 qm zwischen den Abteilen; nur ganz große bedürfen deren zwei, für jede Abteilung einen. Jeder einzelne Kassenraum für eine Abteilung sei 8 bis 10 qm, für beide Abteile 10 bis 12 qm groß. Zweckmäßig ist es, wenn dieser Raum auch Wäscheschränke enthält, so daß im Durchschnitt 1,0 bis 1,5 qm für je eine Zelle für Kartenausgabe, Wäscheschränke und Wärteraufenthalt zu rechnen sind. Die Warteräume seien hell, luftig und angenehm. Kleine Anlagen erhalten nur einen Warteraum mit der Kasse vereinigt, große bedürfen zweier, für jede Abteilung einen, und zwar von 1,8 bis 2,0 qm für jede Badezelle. Die Gänge neben einreihigen Zellen seien 1,25 bis 1,50 m breit, zwischen zwei Zellenreihen 1,75 bis 2,0 m breit, an Kreuzungen und Ecken möglichst erweitert, übrigens den Warteräumen an Beleuchtung und Lüftung ähnlich.

Über einzelne Auskleide- und Brausezellen siehe S. 41.

Gemeinsame Auskleideräume und gemeinsame Brauseräume sind in öffentlichen Bädern nur für Schulkinder zulässig und dann mit Bänken und darüber angebrachten Haken zu versehen mit dreimal soviel Auskleideplätzen, als Badezellen vorhanden sind. Die Waschküche mit Trockenraum kann im Erdgeschoß oder Keller untergebracht werden, die Wohnung des Leiters und der Wärter zur Bedienung von Kessel, Maschinen und Rohrleitungen liegen im Hause, mit besonderem Eingang, aber mit einer Schlupfpforte zu schneller Verbindung, weil ihre Anwesenheit auch des Nachts bisweilen erforderlich ist.

Die Aborte, und zwar für Männer auf 15 bis 20 Zellen 1 Sitz, von je mindestens 1 qm Fläche und doppelt so viel Stände, für Frauen für 10 bis 15 Zellen 1 Sitz, sind in größeren Anstalten gesondert für das Personal und die Gäste anzulegen, auch vom Warteraum, aber durch einen kleinen Vorplatz getrennt, zu erreichen.

Die Außenmauern seien stets massiv, aus guten Steinen oder Ziegeln, wenigstens 38 cm dick, einschließlich Luftschicht, da anderes Material der Feuchtigkeit nicht widersteht und die Abkühlung fördert.

Durch das Äußere komme das Gemeinnützige der Anlage zum Ausdruck. Bei reicheren Mitteln sei dies monumental, bei bescheideneren solide und von charakteristischer Form, die durch Bildwerke und Inschriften geschmückt ist. Die Beziehungen des Menschen zum Bade in allen Altersstufen, das Bad mit seinen heilsamen Eigenschaften, Feuer und Wasser bei ihrer gemeinsamen Erzeugung des Dampfes und vieles andere gibt eine Fülle von Motiven für plastischen und malerischen Schmuck, während Merkworte und Sinnsprüche reichen Stoff für Inschriften liefern.

Die Flure und Trennungswände erfordern wegen vielfältiger Wasserbespritzung sorgfältigste Ausführung, namentlich auch, wenn sie Obergeschosse tragen, deshalb mögen sie in Baderäumen und zwischen Zellen wasserdicht bekleidet sein, mit glasierten Steinen (immer nur Quarzglasur, nicht Bleiglasur), in Zement. Die Zellenwände, alle in hellen, heiteren Farben, seien wenigstens 2,2 m hoch, 5,5 cm dick, aus beiderseits glasierten Steinen, mit engen Fugen und mit zwischen je 3 bis 5 Schichten eingelegtem Bandeisen. Nach dem System Prüß können sie sogar 3 cm dick, buntfarbig, doppelseitig glasiert, in Zement zwischen passende U-Eisen verlegt, errichtet werden. Wände aus Zement allein müssen aber sorgfältig hergestellt und mit reinem Zement geglättet sein, wenn sie haltbar sein sollen. Marmorplatten sind schön, aber teuer, Schiefer wird bekritzelt, Rabitzwände sind, selbst mit Zementputz oder Terrazzo hergestellt, nicht widerstandsfähig, Drahtglas ist, namentlich wenn es naß wird, durchsichtig. Alle Eisenteile werden durch Profilsteine verkleidet.

Die Fußböden müssen undurchlässig, rissefrei, fugenlos, haltbar sein, dürfen daher nicht aus Holz bestehen, aber wohl aus Terrazzo in kleinen Flächen auf Asphaltzwischenlagen mit Wandanschlußleisten von 6 bis 10 cm Höhe. Gesinterte Tonplatten, Mettlacher und ähnliche Fliesen, wenig geriffelt, auf Betonunterlagen, mit Asphaltdichtung und gutem Wandanschluß — Torgament und dergleichen fugenlose Böden mit halbrundem Wandanschluß sind wärmer und nicht teurer — Zementestrich und Ziegelsteinpflaster oder Beton sorgfältig ausgeführt mit einer Zementwalze, etwas geriffelt, ist billig — Asphalt allein ist warm, etwas schwer zu reinigen und von dunklem Ansehen — Linoleumbelag auf Zement ist warm und schön, aber nicht sehr dauerhaft. — In Brauseräumen und Fußmulden liegen Lattenroste mit höchstens 30 mm Spalten — im Ankleideraum leicht trocknende Matten und Tücher. — Alle Fußböden sollen schnellen Trocknens wegen hinreichendes Gefälle haben.

Die Decken leiden leicht Schaden durch Wrasenbildung, die auch bei guter Lüftung nicht zu vermeiden ist, daher sind Holzdecken unvorteilhaft und leichte massive, mit gutem Putz und heller Leimfarbe gestrichene besser.

Die Fenster wählt man am besten doppelt und von Eisen, weil sie haltbarer sind und weniger Platz einnehmen als selbst solche aus gutem Eichenholz. Das Latteibrett besteht aus Schiefer oder Terrazzo oder aus glasierten Steinen mit Schweißwasserabführung. Ihr Verschluß, namentlich auch der ihrer oberen öffenbaren Teile muß leicht, schnell und sicher, auch vollständig dicht, von unten aus geschehen können. — Die Verglasung der unteren wird meist aus undurchsichtigem, aber zur Lichtverstärkung aus Riffelglas, Eisglas oder dergl. gewählt.

Die Türen. Die fortlaufend numerierten, nicht mit Fenstern versehenen Zellentüren sollen eine Vorrichtung haben, die anzeigt, ob die Zelle besetzt ist. Sie müssen vom Badewärter jederzeit von außen geöffnet werden können, daher ist ihr Verschluß durch die herunterklappbare Bank hier unpraktisch. Der Anstrich der Wände sei wenigstens 2 m hoch, Ölfarbe oder Emaillefarbe auf glattem Putz, von da zur Decke und diese selbst Kalksteinfarbe und nicht Kasëin. Alle Holzteile, auch Fußböden, erhalten guten Öl- anstrich, die Eisenteile werden nach guter Reinigung mit Rost- schutzfarbe gedeckt.

Die Beleuchtung geschehe durch Tageslicht, wo dies irgend möglich ist und, wenn vermeidbar, nicht durch Oberlicht.

Die künstliche Beleuchtung des Hauses, des Eintritts, der Straßenlaterne erfolgt am besten elektrisch und sei ausreichend hell und sorgfältig durchdacht.

Die technische Einrichtung. Die Aufstellung des Bau- planes muß mit dem Entwurf der technischen Einrichtung Hand in Hand gehen, weil nur dann alle Vorteile für Bau, Betrieb und Be- nutzung erreicht werden können. Die Wassergewinnung, Wasser- förderung und seine Erwärmung liege nur dann im Keller, wenn dieser dazu geeignet, geräumig, hell und luftig genug ist. Wenn ein öffentliches Wasserwerk vorhanden ist und die Möglichkeit besteht, das Wasser daraus etwa zu den Selbstkosten zu kaufen und vielleicht auch kostenlos zu erwärmen (von einem Elektrizitäts- werk, einer Gasanstalt, Pumpstation, einem Schlachthof oder irgend- einem anderen Fabrikbetrieb), so erspart das Bad durch dessen Be- nutzung viel Anlage und Betriebskosten, da es dann keine Kessel und Pumpen braucht. Gibt es zwar ein öffentliches Wasserwerk, aber nicht die kostenlose Erwärmung seines Wassers, so ist es Sache der vergleichenden Überlegung darüber zu befinden, ob eine eigene Pumpenanlage mit Raumverbrauch, Anschaffungs- und Betriebs- kosten oder der dauernde Kauf des Wassers vom öffentlichen Wasser- werk bei eigener Erwärmung dem Betriebe billiger kommt, weil dann, wenn das Bad Dampfkessel zur Wassererwärmung betreiben muß, die für die Pumpen erforderliche Kraft sehr billig wird.

Da vom Dampfe in Kraftmaschinen nur etwa $15\,^0/_0$ seiner Wärme verwertet werden, enthält der sie verlassende Abdampf noch etwa $85\,^0/_0$ davon. Entweder wird dieser Abdampf nun als Auspuffdampf direkt ins Freie entlassen, wobei seine Wärme gänzlich verloren geht, oder er wird in Kondensatoren geschickt, in denen ihm seine Wärme entzogen und er selbst durch Kühlung mit Wasser niedergeschlagen, verflüssigt, kondensiert wird, um die durch dieses Verfahren ent- stehende Luftleere noch als Kraftquelle auszunützen. Diese Kon- densation des Dampfes kann nun in zweierlei Weise geschehen, ent- weder, indem ihm direkt kaltes Wasser eingespritzt wird, wodurch eine Mischung von Kühlwasser und verflüssigtem Dampf entsteht, die, herrührend von der Schmiere der Maschinen, fast immer schmutzig und namentlich ölhaltig ist, oder aber der Abdampf wird in sogenannten Oberflächenkondensatoren (gewöhnlich als mit vielen

Rohren ausgestattete Wärmeaustausch- oder Gegenstromapparate bezeichnet) an mit Wasser gekühlten Flächen vorbeigeführt, an denen der Abdampf auch verflüssigt wird, nun aber ohne sich mit dem Kühlwasser zu mischen. Dieses fließt hier also vorgewärmt, aber ganz rein, ab und kann nun zu allen Zwecken, besonders aber als Badewasser, ohne weiteres benutzt werden. Natürlich ist auch das ölhaltige, aus einem Einspritzkondensator gewonnene Wasser wieder verwendbar, aber es muß dann vorher eine umständliche und nicht ganz billige Reinigung durchmachen, wie es z. B. im Hallenbad zu Breslau geschieht, wo das Einspritzkondenswasser durch schwefelsaure Tonerde gereinigt und dann wieder benutzt wird. Dennoch scheint Oberflächenkondensation vorzuziehen, wenn das Kühlwasser Verwendung finden soll. Da ein Kilo Abdampf etwa 600 W. E. abgeben kann, sind damit etwa 20 Liter Wasser von 10° auf 40°, oder etwa 50 Liter Wasser von 10° auf 22° zu erwärmen. Natürlich ist nicht nur der Abdampf der in der eigenen Badeanstalt wirkenden Dampfmaschinen und Pumpen nach dieser Richtung ausnutzbar, sondern auch solcher anderer nicht zu weit entfernt gelegener fremder Betriebe, wie es schon in vielen Städten geschieht, z. B. Berlin, Charlottenburg, Spandau, München, Breslau, St. Johann, Stuttgart, Ürdingen, Lindau, Tübingen usw. In jedem Fall muß erwogen werden, wie viele und an welchen Stunden des Tages die Wärmequelle zur Verfügung steht, denn wenn dies etwa nur am Tage der Fall wäre, während die Beckenfüllung in der Nacht in kurzer Zeit viel Wärme erfordert, so müssen größere Sammelgefäße angelegt werden, in denen das warme Wasser bis zum Gebrauch aufgespeichert wird.

Ist das zur Verfügung stehende Badewasser eisen- oder schlammhaltig, so muß es, ehe es in die Gebrauchsbäder fließt, gereinigt, belüftet, filtriert werden.

Eisenhaltiges Brunnenwasser, das besonders in der Norddeutschen Ebene mit 2 bis 4 mg, aber auch bis 15 bis 20 mg Eisenoxydul im Liter gefunden wird, kann für Badezwecke in eisernen, in die Druckrohrleitung eingeschlossenen Gefäßen von seinem Eisen befreit werden, indem durch einen Kompressor in das wasserführende Rohr Luft gedrückt oder bisweilen auch durch ein in das Saugrohr der Pumpe eingebautes kleines Schnüffelventil eingesaugt wird. Das so belüftete, gut mit Luft gemischte Wasser gelangt in eiserne, mit Sand aus 2 bis 3 mm großen Körnern, etwa zur Hälfte oder $^2/_3$ gefüllte Gefäße von 1,5 bis 2,0 m $\varnothing$ und $2^1/_2$ bis 3 m Höhe und durchströmt diese Filter von oben nach unten mit einer Geschwindigkeit von 100 bis 150 mm in der Sekunde. Für je 1 kg Eisen im Wasser müssen etwa 10 cbm Luft atmosphärischer Spannung in das Wasser gedrückt und möglichst gut dahin verteilt werden. Die Reinigung der Filter geschieht durch Rückspülung.

Selbst die Fernherleitung erwärmten Wassers aus mehrere Kilometer entfernten Betrieben ist meistens noch wirtschaftlich, obwohl bei zunehmender Entfernung beider Anlagen die Kosten der Leitung erheblich werden. Ausgeführt sind derartige Fernherleitungen mit gutem Erfolg bei dem neuen Stadtbad in Neukölln aus 1800 m, bei dem Uhland Hallen-Schwimmbad in Tübingen aus 1500 m

Entfernung. Im letzten Fall besteht die Fernleitung aus 160 mm weiten Mannesmannrohren, die mit einem Schutzmantel umkleidet, in Steinzeugrohren von 300 mm l. Weite verlegt, der Wärmeausdehnung wegen auf Rollen gelagert und dann in Abständen von je 200 m befestigt sind, unter Anbringung von Federbogen und Entlüftungen zur Vermeidung von Schlägen. Das Wasser kommt mit 44° in das Rohr und erreicht den Bestimmungsort noch mit 42,7°.

Dem Hallenschwimmbad in Halle a. S. wird das Warmwasser durch eine 2500 m lange Fernleitung vom Gaswerk zugeführt, woselbst es zum größten Teil bereits als Kühlwasser gedient, hierdurch eine Temperatur von 18° erlangt und dann durch Abdampf der Dampfmaschinen des Gaswerks bzw. durch Frischdampf 28° erreicht hat. In Aussicht genommen ist dort ferner die Verwendung der bis jetzt verloren gehenden Wärme der Gaserzeugungsöfen.

Das neue Volksbad in Nürnberg erhält Warmwasser durch eine 2200 m lange, 175 mm weite Fernleitung vom städtischen Kraftwerk der Straßenbahn, die in mit Wärmeschutzmasse ausgefüllte Betonkanäle von 40×40 cm l. W. gelegt ist. Das Wasser wird im Elektrizitätswerk durch einen Oberflächenkondensator auf 40° erwärmt und kostet je 1 cbm nur $6^{1}/_{4}$ Pf., trotzdem daß auch dort noch dazu eine besondere Wasserzuleitung von 200 mm l. W. und 1400 m Länge angelegt werden mußte.

Für das neue Hallenschwimmbad in Spandau wird das im städtischen Wasserwerk bis auf 40° erwärmte Wasser durch eine 2730 m lange, in Tonrohren, 1,5 m tief unter Erdoberfläche verlegte Leitung aus Mannesmannrohren, dem unter dem Schwimmbecken angeordneten Vorratsbehälter von 700 cbm Fassung zugeführt. Der Wärmeverlust beträgt dabei 2°. Diese Ausführung ergab eine Ersparnis von 10500 Mark jährlich an Brennstoff und Löhnen, obgleich die Herstellung der Fernleitung 18000 Mark mehr kostete, als es eine eigene Dampfanlage getan hätte.

Dem Heidelberger Schwimmbad werden täglich etwa 800 cbm auf 36° erwärmtes, ölfreies Kühlwasser der Dampfturbinen des etwa $^{1}/_{2}$ km entfernten Elektrizitätswerkes zugeführt.

Auch im neuen Schwimmbade von Karlsruhe i. B. wird das von der Kondensation des städtischen Elektrizitätswerkes auf 20° erwärmte, reine Kühlwasser durch zwei elektrisch betriebene Schleuderpumpen mit 300 mm weiten Rohren in der Zeit von fünf Stunden zur Füllung in das höher gelegene, 1500 cbm fassende Schwimmbecken befördert. Während des Betriebes genügt eine Pumpe mit 150 cbm-Stundenleistung zum Nachfüllen und für die etwa 15 cbm erfordernden Fußbadrinnen im angrenzenden Sonnenbad.

Gleiche Verwendung findet das Kondensatorwasser der städtischen Elektrizitätswerke für die Hallenbäder in Neukölln, Berlin-Steglitz und Gotha.

In bezug auf die Lüftung sollte man, wenn möglich, mit natürlicher Luftbewegung auszukommen suchen durch nicht zu hohe wrasenbildende Erwärmung des Wassers, hohe Räume, gute Durchlüftung in den Badepausen, Vereinigung nicht zu vieler Zellen in einem Raum oder zu starker Abkühlung.

B. Brause- uud Wannenbäder.

Dem Bedürfnis mittlerer und größerer Städte entspricht eine Verbindung von Brause- und Wannenbädern, weil Frauen die letzteren bevorzugen. In Berliner Volksbädern waren 1901/1902 von 52450 an Frauen abgegebenen Bädern 23,61% Brause- und 76,39% Wannenbäder. Im Jahre 1903 wurde jede Wanne täglich achtmal, jede Brause zwölfmal benutzt, es wurden in dieser Zeit 31% der Bäder als Wannen und 69% als Brausebäder verabfolgt, und dies Verhältnis 1:2 ist für Frauen etwa allgemein zutreffend, aber in recht industriellen Gegenden kann es auch wohl 2:1 werden und daher sind in großen Orten 50 bis 60, auch mehr Brausen erforderlich. Im allgemeinen benutzt jeder Stadtbewohner jährlich dreimal ein öffentliches Bad. Die Trennung der Geschlechter ist in größeren Bädern stets erforderlich.

An die etwa 2000000 Seelen betragende Bevölkerung der inneren Stadt Berlin wurden in den Jahren 1910 bis 1913 im Durchschnitt jährlich 3249863 = 162,5% Bäder in den 8 Volksbädern abgegeben (die Flußbäder sind hier nicht eingerechnet), davon 76,2% an Männer, 23,8% an Frauen. In den 6 großen, mit Schwimmhallen ausgestatteten Anlagen wurden 33,6% Brause-, 29,5% Wannen- und 36,8% Schwimmbäder verabfolgt. Dabei nahmen von den Männern von den Frauen

39,8 %	16,97%	Brausebäder
21,8 „	50,30 „	Wannen- „
38,9 „	32,73 „	Schwimm- „ und von den letzteren
33,30 „	50,00 „	Jugendliche unter 14 Jahren.

Im allgemeinen verhält sich die Benutzung der Brausen durch Männer zu der durch Frauen wie 2:1 und der Wannen wie 2:3; aber diese Verhältnisse sind schwankend, und deshalb ist die Möglichkeit durch Öffnung von Türen in Trennungswänden in Stunden starken Besuches, die Größe der Abteilungen verändern zu können (meistens durch Hinzunahme der Frauenbäder zu denen der Männer), sehr erwünscht. Eine Sonderung der Wannenbäder in I. und II. Klasse kann im allgemeinen empfohlen werden, weil das Bequemlichkeitsbedürfnis der Volksklassen sehr verschieden ist und der höhere Preis der einen Klasse den niedrigeren der anderen ermöglicht, der Unterschied soll aber nicht in ungleicher Sauberkeit und Instandhaltung, sondern nur in Größe und Ausstattung (etwa durch einen größeren Spiegel, einen Wäschewärmer, ein Ruhebett, Kleiderablage) bestehen.

Die bei größeren Bädern erforderliche Einrichtung von gesonderten Männer- und Frauenabteilungen bedingt meist auch eine zweiteilige Baumasse des Gebäudes mit gemeinsamer Eingangshalle. Im Sockelgeschoß, das etwas unter Straßenfläche oder an vertieftem Hof liegen kann, befinden sich die Betriebsräume, darüber, und wenn erforderlich auch im Dachgeschoß, die Bäderstockwerke, in welchen auch die Verwaltungsräume und die Wohnungen Platz finden. Es ist nicht vorteilhaft, alle Wannenbäder in einem und alle Brausen in einem anderen Stockwerk oder in einem anderen Gebäudeteil unterzubringen, weil dann eine teilweise Ausschaltung von Wannen und Brausen bei schwächerem Besuch nicht durchführbar ist. Zweckmäßig ist es oft, wenn auch nicht Kosten sparend bei der Anlage aber wohl durch leichtere Zugänglichkeit und Reparatur der Rohrleitungen und Kanäle für Wasser, Dampf und Licht ein niedriges, unter dem Bäderstockwerk liegendes, 1,5 bis 1,80 m hohes Zwischengeschoß anzuordnen.

Großer Verkehr und Vermehrung des Personals erfordern für Nebenräume und Gänge, aber nicht für die Zellen etwas vergrößerte Abmessungen.

Die Wannenbaderäume, die fast stets auch zugleich die Auskleideräume sind, müssen als Einzelzellen 2,50 × 3,0 m bei 3,0 m Höhe haben. Im Notfall können zwei Auskleideräume für eine Wanne dienen, wenn der Badewärter durch ein Klingelzeichen gerufen, das neue Bad bereitet, sobald der erste Gast in seine Ankleidezelle geschlüpft ist, wodurch die Badezeit für die Wannen um etwa 10 Minuten verkürzt werden kann. Die Zellentrennungswände reichen bis an die Decken, außer etwa da, wo die Trennung der Geschlechter streng durchgeführt wird. Die Wannen stehen stets frei, ohne feste Verbindung mit Wänden und Rohren. Vertiefte Wannen, halb oder mehr eingelassen mit Treppe, etwa für die I. Klasse, sind bei Frauen recht beliebt, erfordern aber wegen der schwierigeren Entwässerung sehr sorgfältige Ausführung.

Der Zug- und Wrasenbildung wegen seien Oberlichte möglichst vermieden. Die Fensterbrüstungen liegen etwa 1,20 m über Fußboden. Künstliches Licht kann für zwei Wannenräume zugleich dienen, wenn es in einem Glasgehäuse der Trennungswand angebracht ist.

Es gilt mit Recht als zweckmäßig, wenn auch in der Einrichtung teuerer, das Wasser bei solchen Anlagen nicht durch direkt eingeblasenen Dampf, sondern durch Oberflächenkondensation zu erwärmen, dies muß aber geschehen, wenn der erwärmende, stets ölhaltige Abdampf von Maschinen dazu verwendet werden soll, was an sich ja sehr vorteilhaft ist.

Solche Oberflächenkondensatoren, denen vorsichtigerweise einer als Reserve zugesellt wird, sind meistens Rohrheizkörper und müssen gut reinigbar gebaut sein, weil sich in ihnen leicht Kesselstein ansetzt. Öliges Kondenswasser sowie auch jedes andere unreine Wasser muß vor Benutzung als Badewasser gereinigt, filtriert, gekühlt werden, was aber nicht immer billig ist, daher seine Verwendung als Kesselspeisewasser oft vorzuziehen ist. Wenn die Dampfkessel zum Betriebe von Maschinen dienen sollen, werden sie für gespannten Dampf von etwa 6 Atm. eingerichtet und haben einen großen Wasserraum (Flammenrohre), wodurch sie im allgemeinen trockeneren Dampf als Rohrkessel geben. Sollen die Kessel nur Wasser erwärmen, so können dafür Niederdruckkessel mit 0,5 Atm.-Spannung gewählt werden, die keiner behördlichen Konzession bedürfen. Ihre Heizfläche sollte, wenn möglich, so verteilt sein, daß die täglich geheizten Kessel auch für die Stunden stärkeren Betriebes, wenn auch etwas weniger wirtschaftlich, ausreichen, damit für diese nicht ein neuer besonderer Kessel angefeuert werden muß, was nicht unerhebliche

Kosten verursacht. Es ist auch zu prüfen, ob eine für einige Tagesstunden oder einige Wochentage zu erwartende Mehrbelastung des
Kessels nicht durch in solchen Fällen einzuschaltendes Unterwind-
gebläse gut überwindbar wird. Das Kesselhaus soll eine große
Öffnung (eine Tür) oder nur eine dünn ausgeführte Maueröffnung
in der Längsachse des Kessels besitzen, um ihn ein- und ausbringen
zu können.

Die Raumerwärmung, die im Sommer ausgeschaltet wird,
kann durch gedrosselten gespannten Dampf oder durch Niederdruck-
dampf oder auch durch Warmwasser geschehen, während besondere
Ofenheizung in den einzelnen Räumen bei diesen großen Anlagen
kaum in Frage kommen. Die Heizkörper müssen der Reinigung
zugänglich, geräuschlos, wasser- und luftdicht arbeiten und gegen
unbeabsichtigte Berührung durch leicht entfernbare Schutzein-
richtungen gesichert sein. Für die Lüftung reicht bei diesen größeren
Anlagen die natürliche Luftbewegung oft nicht aus, obgleich sie
stets durch reichliches Offenhalten der Fenster und des Oberlichtes
unterstützt werden soll, daher wird der Luftauftrieb durch in
die Luftzuführungs- und Abführungskanäle eingebaute Heizkörper
befördert, während Schleudergebläse, Sauger-, Druckluft- oder
Wassergebläse wohl nur in Anstalten mit Maschinenbetrieb in Frage
kommen.

Die Entwässerung ist für Badeanstalten sehr wichtig, hängt
aber von örtlichen Möglichkeiten und von Polizeivorschriften ab,
die genau zu beachten sind, — Rücksichten auf Gefälle, Frost-
sicherungen und Schutz gegen äußere Einwirkungen bedingen
meist verdeckte Leitungen. Schon bei der Verlegung fordern
diese sachverständige Aufsicht, weil gemachte Fehler später sehr
schwer zu beseitigen sind. Die Handhabung der Klosettspülung
werde durch eine dem Sitz gegenüber angebrachte Schildaufschrift
jedermann verständlich gemacht. Einzelbecken und Trennungswände bedürfen die Pissoirs nicht, aber die Bekleidung der Wände
mit 1,10 bis 1,50 m hohen Schiefertafeln ist vorteilhaft. Das Spül-
rohr von verzinktem Eisen, Kupfer oder Messing in Verbindung
mit einstellbaren Zeitspülkästen erhält einen Absperrhahn mit
Dreikantschlüssel in handlicher Höhe, der nach Schluß der Badezeit
geschlossen wird.

C. Städtische Bäder mit Brausen, Wannen und Schwimmhallen.

Diese bedürfen stets eines sehr viel größeren Raumes, als
wenn die Schwimmhallen fehlen, auch deshalb, weil meistens Wasser-
reinigungs- und Waschanstalten damit verbunden sind. Ihr Größen-
verhältnis zur Einwohnerzahl hängt ab von der Menge vorhandener
Hausbäder, privater Badeanstalten und solcher in gewerblichen
Betrieben, der Bäder im Freien, der Sport- und Schwimmvereine
und der Inanspruchnahme von seiten der Krankenkassen. Eine
Umfrage des Magistrats von Dessau bei 16 Städten ergab, daß die
Zahl der jährlich genommenen Schwimmbäder zwischen 95 und
250 % der Einwohnerzahl schwankt und im Durchschnitt 165 %
betrug, weshalb Dessau sich auf 150 % einrichtete. Schwimmbäder werden bei vorhandenen Schwimmhallen lieber als andere

genommen, im Durchschnitt etwa 70% aller Bäder, wie nachstehende
Aufstellung zeigt:

	Bäder:	Schwimm-	Brause-	Wannen-
1902	Berlin	38,0 %	32,0 %	30,0 %
1903	Magdeburg	61,0 ,,	8,66 ,,	30,3 ,,
1902	Krefeld	71,5 ,,	28,5 ,,	
1902	Neuss	88,89 ,,	11,12 ,,	
1902	München-Gladbach .	75,0 ,,	25,0 ,,	
1902	Duisburg	82,5 ,,	27,5 ,,	
1911	Frankfurt a. M. . . .	77,5 ,,	—	
1911	Stuttgart	70,0 ,,	—	

Wenn wie in Dessau auf 100 Einwohner jährlich 150 Schwimmbäder gerechnet werden können, so sind dies bei 350 Badetagen
täglich für 1000 Einwohner 4 Schwimmbäder. Im allgemeinen
werden für jeden Einwohner durchschnittlich 3 öffentliche Bäder
jährlich angenommen, d. h. 3000 auf 1000 Einwohner, d. i. täglich etwa 8 Bäder, wovon 4 auf Hallen, 2 auf Brausen, 2 auf
Wannen kommen.

Bei der Grundrißanordnung bildet die Schwimmhalle den
Kern. Um das Becken führt der innere Umgang, um diesen folgen
die Auskleidezellen und außerhalb dann der äußere Umgang, der
für die neuen Badegäste bestimmt ist, die trotzdem, daß sie ihr
Schuhwerk gründlich reinigen sollen, dennoch immer Straßenschmutz
mitbringen. Damit diese nun auf der Suche nach einer leeren Zelle
in einer Richtung, ohne umzukehren (wodurch Stockungen entstehen), an allen Zellen außen vorbeigehen können, muß der äußere
Umgang wirklich um alle Zellen geführt werden. Um die Schwimmhallen herum oder in seitlich ausgestreckten Flügelbauten liegen die
Brause- und Wannenbäder, aber bei beschränktem Bauplatz können
diese auch mit den Wirtschaftsräumen im Sockelgeschoß untergebracht werden, während Maschinen und Kessel vom Hof aus zugänglich angelegt werden. Brausebäder können auch in größerer
Zahl im Untergeschoß, wenn dies dazu geeignet ist, unter den Ankleidezellen der Schwimmhalle liegen. Ist das Becken 12 $\times$ 24 m
groß, so können unter dessen Zellen der einen Seite 26 Einzelbrausen
und 8 Wannen, unter den Zellen der anderen Seite ein gemeinsamer
Brauseraum für 30 Brausen und 120 Auskleideplätze angeordnet
werden, die bei starkem Andrang dem Publikum geöffnet sind, sonst
aber als Schulbäder oder Militärbäder Verwendung finden. Wannen
können über den Auskleidezellen des Beckens im Obergeschoß in
beiden Seitenschiffen Platz finden, und zwar 30 Zellen mit Warte
und Nebenräumen für Personal, nebst den Aborten.

Große Anstalten mit zwei Schwimmbecken bedingen meistens
eine zweiteilige Baumasse, die einen Mittelhof umgibt oder einen
Mittelbau mit Eingang und Geschäftsräumen und seitlich anschließen-
den Flügeln. Im ersten Fall liegen die Einzelbäder rechts und links
vom Eingang und den Warteräumen und hinter dem Hof die Wirt-
schafts- und Betriebsräume, im zweiten Fall sind die Wirtschaftsräume
in den hinteren Teil des Mittelbaus zu legen. Symmetrischer und
gedrungener Grundriß ist zu empfehlen, bei dem die Orte starken
Wasser-, Kraft- und Wärmeverbrauches nahe dem Kessel- und

Maschinenhause liegen, damit die Rohrleitungen so kurz wie möglich werden und der auch die leichte Zugänglichkeit aller Räume gewährt. Mehrere Lichthöfe können vielen Zellen Tageslicht zuführen. Über Eingänge, Vor- und Warte-, Brause-, Wannen- und Nebenräume ist schon berichtet. Des großen Verkehrs solcher Anstalten wegen seien die Vorräume, Flure und Treppen geräumig und angenehm.

Die Schwimmhallengröße wird bedingt durch das Becken, die Breite der Umgänge, Zahl und Abmessungen der Zellen, Reinigungs- und Nebenräume. Wenn auch im Obergeschoß Auskleideplätze für das Becken angeordnet werden müssen, kommen die Fenster hoch zu liegen, und der Bau bekommt hallenartigen Charakter, der angenehm wirkt. Der innere Umgang, auch in Rücksicht auf zu erteilenden Schwimmunterricht sei an drei Seiten 2,5 m breit, am Eingange aber, von dem die Galerien und Reinigungsräume gut zu übersehen sein müssen, und wo der größte Verkehr besteht, sei er 4 m breit. Zur Verhütung der Belästigung trockener Badegäste durch die nassen seien die Galerien durch wenigstens zwei Treppen erreichbar und neben etwaigen Auskleidezellen 1,50 m breit. Die richtige Zahl der erforderlichen Zellen ist für geregelten Betrieb wichtig.

Hätte zum Beispiel eine Stadt von 50000 Einwohnern täglich $\frac{50000 \cdot 4}{1000} = 200$ Schwimmgäste und, da diese nicht regelmäßig erscheinen, an gewissen Tagen wenigstens die doppelte Zahl von Gästen, d. h. $\frac{200 \cdot 2}{5} = 80$ stündlich, deren jeder $^3/_4$ Stunden badet, dann werden $80 \cdot {^3/_4} = 60$ Zellen erforderlich, und weil von den Gästen erfahrungsgemäß $^3/_4$ Kinder und Jugendliche sind, die sich mit Ankleideplätzen begnügen können, seien $60 \cdot {^2/_3} = 40$ Zellen angelegt. Befände sich dann etwa ständig die Hälfte der Gäste $= 40$ im Becken, so müßte dies $40 \cdot 2,4 = 96$ qm $= 8 \times 12$ m Oberfläche haben, wobei eine Zelle für 2 bis 3 qm Wasserfläche gerechnet wird. Ist der innere Umgang 2,5 m breit, so haben drei Seiten des Umgangs eine gesamte Zellenlänge von $12 \cdot 2 + 8 \cdot 1 + 2,5 \cdot 4 + 2,4 = 50$ m, was für 40 Zellen eine genügende Breite von 1,25 m ergibt. Wenn die Halle nicht die hierfür erforderliche Länge von 22 m erhalten kann, so lege man 10 Zellen von je 1,3 m Breite an die Beckenlängsseite und den Rest in das erste Geschoß oder auf jede Beckenseite zwei Zellenreihen mit einem Mittelgang zwischen sich, der sie mit dem Reinigungsraum und dem Becken verbindet.

Der großen Kosten wegen können nicht für alle Besucher, auch bei großem Andrang, Zellen angelegt werden, namentlich nicht für Kinder und Schüler, die nach Schulschluß oft in Massen kommen, oder für industrielle Bezirke, in denen 'an warmen Sommertagen der Besuch Erwachsener plötzlich steigt. Hier müssen viele Auskleideplätze aushelfen, die für Erwachsene 0,6 bis 0,7 m breit und durch besondere Haken und fortlaufende Numerierung gekennzeichnet sind.

Die Anordnung zur Benutzung der Reinigungsbäder vor Eintritt ins Becken sei durch Aufschrift in den Zellen, Hallen und Zugängen kenntlich gemacht. Aus Schicklichkeitsgründen und weil die Lebhaftigkeit der Kinder die Erwachsenen, die sich zur Reinigung ganz entkleiden sollen und wollen, oft stört, ist der Reinigungsraum dieser von dem für Kinder abzusondern. Für diese sind Massenbrausen nach Art der Schulbäder am zweckmäßigsten.

In einem bestimmten Fall waren z B. für Erwachsene ein Becken von 260 qm, 84 Auskleidezellen, 120 bis 122 Plätze, 12 Reinigungsbrausen und 6 Fußbecken vorgesehen.

Der Reinigungsraum sei als zum Becken offene Nische angeordnet, an deren drei Wänden die einzelnen Brausen von einfacher Handhabung angebracht sind. Da ihre Benutzung je 5 bis 6 Minuten dauert, kann stündlich 10facher Wechsel stattfinden. Eine Stadt mit 50 000 Einwohnern würde demnach $80 \cdot 10 = 8$ Reinigungsbrausen brauchen, aber es wäre zweckmäßig, 10 anzulegen, damit nicht unter dem Vorwande mangelnder Brausen die Reinigung unterlassen wird. Die Fußwannen bestehen aus glasiertem Steingut oder Stampfbeton mit hellen Kacheln verkleidet, mit überall, besonders innen, abgerundeten Kanten, mit Sitzplätzen für gründliche Fußreinigung. Trennungswände sind hier kaum nötig, wo aber angebracht, 0,75 m vorspringend, 1,2 bis 1,5 m hoch, damit der Badende sich nicht scheue, die Badehose fallen zu lassen. Die kalte Brause nach dem Schwimmbad befindet sich auf dem obersten Absatz der Beckentreppe oder auf besonderem Podest, damit die Füße nicht im Wasser stehen. Der innere Umgang um das Becken dient nur unbekleideten Personen, worauf ein Plakat gegenüber der Bank in der Zelle besonders hinweist. Er ist, wenn durch Heizung erwärmt, bedeckt mit Fliesen oder Zementplatten, wenn aber nicht erwärmt, sei er mit Terrazzo oder Zementestrich hergestellt und mit Linoleum oder Kokosmatten belegt. Holzböden oder Latten eignen sich nicht für den Umgang. Wenigstens um den Schwimmerabteil des Beckens sei ein festes, weil zum Turnen und Stützen benutztes, etwa 0,90 m hohes Geländer für den Schwimmlehrer angebracht. Die äußeren Umgänge um die Zellen für trockene Personen bedürfen keines besonderen Fußbodenbelages, es genügt vielmehr Linoleumbelag oder fugenloser Boden, der sich leicht reinigt, und eine Ausführung entsprechend der der anderen Bauteile.

Da die Zellen meist mit Lattenrost belegt sind, liege der Fußboden des äußeren Umgangs in dessen Oberkante. Die Treppen, wenigstens 1 m breit, mit beiderseitigem Geländer, seien dem Zwecke und der Bauweise der Gänge, zu denen sie führen, entsprechend. Die Verbindungstreppen der inneren Umgänge haben Steinstufen mit rauhem Auftritt, um das Ausgleiten zu verhüten, oder Holzstufen mit Jute bespannt oder mit Läufern belegt; auch sei für Wasserabfluß gesorgt. Die Galerien können in Eisenbeton hergestellt werden, besonders wenn schon andere Bauteile daraus bestehen, da dieser gefällige Form und Dauerhaftigkeit vereinigt. Eiserne Empore und Treppen sind des Wrasens wegen nicht zu empfehlen, ebensowenig wie Holzbauten, die höchstens für den staubdicht hergestellten Laufsteg an der Hallenschmalseite, wo keine Zellen liegen, in Aussicht genommen werden kann, und dann laufe die Holzfaser rechtwinklig zur Gangrichtung. Die Zellen seien

hell und luftig, wenn bedeckt, wenigstens 2,5 m hoch, mit einer
Luftöffnung über der Tür und, wenn sie der Billigkeit wegen aus
Holz bestehen, sei dies sauber gespundet, in starkem Rahmen. Die
Tür zum äußeren Umgang nach innen schlagend, wird durch Herab-
klappen der Sitzbank von innen verriegelt, während die Tür zum
inneren Umgang, mit nichtrostendem Schlüssel am Bande, der vom
Badenden ins Wasser genommen oder gegen Kennwort dem Wärter
abgegeben werden kann, verschließbar ist. Das gleiche gilt von dem
Kasten für Wertgegenstände, der erforderlich wird, wenn keine
Tür, sondern ein Vorhang die Zelle vom inneren Umgang teilt. Der
Zellenfußboden sei, wenn massiv, mit Matten bedeckt, sonst auch
aus Zementestrich, mit Hohlkehlen an den Wänden, mit Lattenrost
versehen und mit Gefälle nach dem inneren Gange. Jede Zelle enthält: Sitzbank — Fußbänkchen — Stiefelknecht — Wandbrett in
Verbindung mit Wertsachenkästchen — einige Kleiderhaken, während
mehrere Steintöpfe und Spiegel am inneren Umgang solche in der
Zelle entbehrlich machen. Ein kleiner Frisierraum, in dem Spiegel,
Kamm und Bürste vorhanden sind, veranlaßt die Frauen ihre Zellen
schneller frei zu geben. Die Auskleideplätze bestehen in vorn
offenen, 0,75 m breiten, 0,70 m tiefen bis über die Kleiderhalter
reichenden, mit Sitz versehenen Holznischen, unter deren Sitz ein
10 cm zurücktretender, verschließbarer Kasten angebracht ist.
Bei einfacher Ausstattung genügt eine Bank mit Kleiderhaken.
Bisweilen hat jeder Platz einen verschließbaren Kasten über sich
an der Wand, oder es befindet sich ein Sammelkasten beim Wärter
mit so viel Kästchen, als es Plätze gibt. Der Fußboden des Auskleide-
platzes muß, da er auch mit Stiefeln betreten wird, fest und stark
sein und Entwässerung erhalten. Einige Stiefelauszieher — Spuck-
näpfe — Vorrichtung zum Wäscheauswringen, etwa als breites Aus-
gußbecken mit Zapfhahn vervollständigen die Einrichtung dieses
Platzes. Die Fenster müssen der davorliegenden Zellen wegen
immer hoch angeordnet werden, aber sie dürfen deshalb nicht klein
sein, sollen vielmehr ausreichendes Licht in die entferntesten Winkel
gelangen lassen. Treten sie gegen die dem Becken zugewandte Zellen-
wand zurück, so muß ihre Brüstung dem Einfallwinkel des Lichtes
entsprechend hoch liegen, damit nicht nur die Zellen, sondern auch
die Hallenmitte genügend Licht erhält. Auch können die Zellen
samt dem äußeren Umgang in die Seitenwände eingelassen sein,
wodurch Gestaltung und innere Wirkung der Halle gewinnt. Ihre
Breite sei keinesfalls zu groß. Oberlichte erfordern meistens
unbequeme Reinigung, besonders von Schnee im Winter, und ihre
Eröffnung ist schwieriger zu bedienen. Sind sie nicht zu vermeiden,
so seien sie doppelt, d. h. sie bestehen aus den seitlich angebrachten
Lichtflächen im Dach und einer Lichtfläche in der Decke darunter,
und der Zwischenraum sei des sonst auftretenden Schweißwassers
wegen entweder durch Dampfheizschlangen oder direkte Zuführung
von warmer Luft geheizt. Um starkes Blenden der Sonne und be-
unruhigende Reflexlichte zu vermeiden, sei das innere Oberlicht
mit nur durchscheinendem Glas versehen, am besten mit Drahtglas zur Verhinderung des Herabfallens gebrochener Glasstücke.
Geht dies nicht an, so sollte ein Drahtnetz unter dem Oberlicht

ausgespannt sein. Als künstliche Beleuchtung dienen am besten Bogenlampen an der Decke, so angeordnet, daß sie nach dem Herablassen leicht erreicht werden können, also etwa über der Kante des inneren Umgangs. Die Schaltung geschieht am besten für alle Lampen von einer Stelle aus, etwa durch den Maschinenmeister im Maschinenraum, wo die elektrische Energie oft im eigenen Betriebe erzeugt wird. Als Notbeleuchtung helfen einige Intensiv-Gasbrenner oder Öllampen oder Kerzen, an Ein- und Ausgängen, in äußeren Umgängen, Treppen-, Maschinen- und Kesselhaus, wobei zu bedenken, daß lange unbenutzte Gasleitungen sich leicht mit Gaswasser füllen, daher öfter abzulassender Wassersäcke bedürfen.

Den Wasserbedarf der Becken ergibt die Zahl ihrer Neufüllungen. In Berlin und manchen anderen Städten geschieht diese stets bei der in jeder Nacht vorgenommenen vollkommenen Reinigung. Außerdem findet am Tage eine dauernde Wasserumwälzung statt, während welcher ununterbrochen frisches Wasser zufließt, was den höchsten hygienischen Anforderungen entspricht. Aber vielerorts findet aus wirtschaftlichen Gründen tägliche Neufüllung nur im Sommer statt, während sie im Winter nur nach Bedarf erfolgt. Manche füllen das Becken sogar nur in längeren Zwischenräumen neu und begnügen sich mit Umwälzung und Zuführung frischen Wassers. Aber länger als zwei Tage sollte das Wasser nie im Becken stehen, daher im Sommer wöchentlich vier, im Winter wenigstens drei Füllungen erhalten, und zwar in den Nächten nach Montag, Mittwoch, Freitag und Sonnabend. Erforderlich ist in gewissen Zwischenräumen eine bakteriologische Untersuchung des gebrauchten Schwimmbeckenwassers. Seine Wiederverwendung ist eine Frage von großem Einfluß auf die Wirtschaftlichkeit und die Hebung des Besuches und vom hygienischen und ästhetischen Standpunkt wohl zu beachten. Aber ihre Beantwortung hängt auch von der Güte des ursprünglichen Wassers und örtlichen und finanziellen Verhältnissen ab. Der Direktor des Berliner städtischen Untersuchungsamtes Geh. Rat Prof. Dr. Proskauer kam nach seinen im Jahre 1909 gemachten Erfahrungen zu folgendem Schlußergebnis: „In allererster Linie ist Verunreinigung des Schwimmbeckeninhalts durch Menschen selbst soweit wie angängig zu verhüten. Dazu sind alle Vorschriften für Vorreinigung des Körpers streng durchzuführen. Gegenseitige Kontrolle der Badenden wird dazu immer wieder wachzurufen sein." Die Wiederverwendung des Badewassers muß abhängig gemacht werden von der Unmöglichkeit, billig einwandfreies Wasser zu beschaffen, und vom Besuch der Anstalt, ist aber immer auf die möglichst kürzeste Zeit zu beschränken, denn weder Umwälzung allein noch Filterung ohne Zusatz frischen Wassers genügen auf die Dauer, dem Wasser die nötige Reinheit zu erhalten. Die Zuführung frischen Wassers, dessen Menge von Fall zu Fall zu bemessen, ist die beste Maßregel, deren Kosten wohl in allen Fällen erschwingbar sein werden. Biologische Reinigung des Badewassers ist ohne Erfolg, da hierzu manche der wichtigsten Vorbedingungen fehlen. Indessen sind Wasserreinigungsanlagen in den Städten Hamburg, Hannover, Hagen i. W., Gummersbach zur Ausführung gelangt.

Im allgemeinen wird die Umwälzleitung und Reinigung zum Zwecke der Wiederverwendung des Wassers etwa folgendermaßen ausgeführt: Eine Dampfpumpe befördert das Wasser, nachdem es vorher einen Vorfilter durchlaufen, um grobe Unreinlichkeiten zurückzuhalten, auf im Freien stockwerkartig aufgestellte, mit gelochtem Boden versehene Zinkblechkästen, aus denen es in Regenform herunterfällt, reichlich frische Luft aufnimmt und dann durch große Kiesfilter selbsttätig dem Schwimmbecken wieder zufließt. In 7 bis 8 Stunden hat die ganze Beckenfüllung Belüftungs- und Filteranlage durchflossen, während zugleich der Pumpenabdampf zur Wassererwärmung für andere Bäder Verwendung gefunden hat. Bei starker Kälte und wenn der Besuch schwach ist, wird die Belüftung ausgeschaltet und das Wasser nur auf die Filter geleitet.

In Hamburg besteht folgende Einrichtung: Eine vor der Herstellung der Reinigungsanlage vorhandene durch einen Pulsometer getriebene Umwälzungseinrichtung wurde zur Entnahme des unreinen und Zuführung des gereinigten Wassers verwendet. Die neue Anlage ist in einem besonderen mit Glas bedeckten Anbau am Kesselhause zwischen Männer- und Frauenschwimmbecken untergebracht, besteht aus vier gleichgroßen Eisenbetonkasten von je 6 qm Oberfläche zur Aufnahme der Filter und Belüftungseinrichtungen und zwei davorliegenden Reinwasserkammern, von denen die linke Hälfte für das Frauen-, die rechte für das Männerbecken bestimmt ist. Durch eine Anlage von 8 mit 5 mm weiten Löchern versehenen Rohren, die etwa 1 m unter dem Schwimmbecken liegen, wird das vom tiefsten Beckenpunkt entnommene unreine Wasser mit freiem Fall von 1,5 bis 2,0 m Höhe auf das Filter verteilt und kommt dabei reichlich mit Luft in Berührung. Die Filter bestehen aus einer 1 m hohen Schicht gleichmäßig gesiebten, feinen Sandes von etwa 2 mm Korngröße auf einem Rost von Flacheisen, auf den verzinntes Kupferköpergewebe gelegt ist. In dem darunter befindlichen hohlen Raum von etwa 30 cm Höhe, in den das gereinigte Wasser fällt, liegen in 20 cm Abstand voneinander gelochte Rohre zur Verteilung der Druckluft, die in Verbindung mit Leitungswasser zur Spülung verstopfter Filter dienen. Aus dem Hohlraum tritt das gereinigte Wasser durch vier Überlaufrohre in vier Reinwasserkammern, aus denen es durch zwei Duplexdampfpumpen mit 36 cbm stündlicher Leistung zu den Wasserspeiern des Beckens befördert wird. Bei fortlaufendem Tag- und Nachtbetrieb läuft die $1\frac{1}{2}$ bis 2fache Menge der Beckeninhalte (540 und 400 cbm) durch die Filter. Durch Ausnutzung des Abdampfes der Pumpen nach sorgfältiger Entölung zu Badezwecken und des aus dem Abdampf niedergeschlagenen Wassers zur Kesselspeisung gestaltet sich der Betrieb billig. Es betrugen die Pumpkosten bei einem Preise von 10 Mark für 1 cbm des zum Heizen des Kessels verwendeten Gaskoks schätzungsweise nur 300 Mark für je ein Becken und Jahr. Als Ersatz für das durch Speirinnen ablaufende Wasser werden jedem Becken täglich rund 15 cbm Reinwasser zugesetzt.

Ultraviolette Strahlen, die die Eigenschaft haben, Bakterien abzutöten und verseuchtes Wasser zu entkeimen, finden neuer-

dings Anwendung zur Reinigung des Badewassers in einem Bade
in New York (Scientific American). Bei der früher im Gebrauch
gewesenen Reinigung durch Filter allein ergab dort die Untersuchung
im filtrierten Wasser immer noch mehrere Tausend Bakterien im
Kubikzentimeter, darunter sogar zahlreiche krankheitserregende. Der
nun verwendete Reinigungsapparat mit ultravioletten Strahlen besteht
aus einem durch Filterplatten in drei Teile geteilten Behälter, an
dessen rechter Seite das zu reinigende Wasser eintritt, während es
ihn links entkeimt verläßt. Die Strahlen werden von zwei Queck-
silberdampflampen, die in die erste und dritte Abteilung des Be-
hälters hineinragen und ringsum von Wasser umgeben sind, geliefert. Vom Beckenboden wird das unreine Wasser abgesaugt, zur
Beseitigung grober Schmutzteile durch Schnellfilter gedrückt und
dann dem Sterilisierapparat zugeführt, in dem es langsam an den
Lampen vorüberströmt, um entkeimt ins Becken zurückzukehren.
Plattenfilter dienen zur Verlangsamung der Strömung und zur Zurück-
haltung abgetöteter Bakterien. Die nur einige Sekunden dauernde
Bestrahlung durch das Lampenlicht wirkt nach den Mitteilungen
so sicher, daß das abströmende Wasser kaum 50 Keime im Kubikzentimeter enthält. Das Badewasser könnte daher monatelang
ohne Erneuerung benutzt werden.

In Amerika scheint diese Wassersterilisierung vielfach im Gebrauch zu sein, aber derartige Anlagen dürfen doch nicht dazu ver-
leiten, dasselbe Wasser wochenlang immer wieder zu verwenden,
auch wenn die Untersuchungen ergeben sollten, daß es sich dabei nicht
verschlechtert, weil die regelmäßige Reinigung des Schwimmbeckens,
die wenigstens einmal wöchentlich geschehen muß, dann wohl
fortfällt.

Während des Krieges wurde im Breslauer Hallenschwimmbad
aus Besorgnis vor Einschleppung von Ansteckungsstoffen aus dem
Kriegsgebiet eine Desinfektion des Badewassers mit Chlor derart
durchgeführt, daß einem Liter Wasser durchschnittlich 1 mg
aktiven Chlors zugesetzt wurde. Gleichzeitig erfolgte bei der Umwälzung eine ständige Belüftung und Filterung. Das Chlorieren
kann mittels Chlorkalk, der in Einrührfässer mit genügender Zeit
zur Lösung und zum Absitzen gebracht wird, geschehen. Die
klare Lösung läuft dann durch Sammelgefäße, um von Kalk-
schlamm befreit zu werden, in Ablaufbehälter, aus denen sie in
stets gleicher Menge mittels Umlaufleitung dem Badewasser bei-
gemischt wird. Es ist eine längere Beobachtung der Wirkung solcher
Anlagen zu empfehlen.

Eine andere Art der Chlorierung ist die durch auf elektrolytischem
Wege erzeugte Hypochloritlauge. (Hdb. d. Hyg. V. 3 S. 557.)

Die übliche Umwälzung des Beckenwassers, die stündlich
wenigstens 0,10 des Beckeninhalts betragen muß, geschieht meistens
durch Pumpen oder Pulsometer, die das Wasser an der tiefsten
Stelle des Beckens absaugen. In ihre Druckleitung wird frisches
Wasser aus der Reinwasserleitung und, um die Temperatur stets
auf 22° zu halten, zur Ergänzung verlorener Wärme etwas Dampf
eingeführt, indem der Badewärter dem Maschinisten telephonisch
entsprechende Anweisung gibt. In Berlin beträgt die Becken-

temperatur etwa 23°, die stündliche Umwälzung $^1/_{10}$ bis $^1/_8$ des Inhalts. Im neuen Volksbad in Nürnberg wird die Zugabe des bis zu erkennbarem Grade vorgewärmten Reinwassers durch die Anzeiger eines Venturimeters über die augenblickliche Durchflußmenge geregelt und die Wassertemperatur auf 23° erhalten, wodurch die Wasserzugabe je nach der Besucherzahl eingestellt werden kann.

Die Entleerung des Beckens muß mit Rücksicht auf die kurze nächtliche Betriebspause, in der Entleerung, Reinigung, Neufüllung erfolgen muß, schnell, d. h. in längstens einer Stunde, geschehen, wozu ein weites Abflußrohr erforderlich, das so anzulegen ist, daß ein Rückstau unreinen Wassers aus der Abflußleitung in das Becken und die Überlaufrinnen unbedingt ausgeschlossen bleibt.

Die Aborte mit Vorraum sollen unmittelbar von der Halle, nicht durch den Reinigungsraum zugänglich sein und ihre Entwässerung sowie die des Fußbodens und der inneren Umgänge dicht an den Zellen haben, bei denen sich zwischen etwa 4 bis 5 je ein Abflußrohr befindet.

Die Temperatur des Raumes und der Fußböden sei so hoch wie die des Wassers, das ist 22°, weil sonst Wrasenbildung und Wasserabkühlung entsteht. Mehrere Heizungsarten stehen für die Erwärmung solcher Hallen zur Verfügung, wie in dem neuen Volksbade in Nürnberg vier davon verwendet worden sind, nämlich: Hochdruckdampfheizung (nach einem von Krell sen. angegebenen Verfahren mit Nadelventilen, so daß nur wenige Kondenstöpfe an den Enden der Leitung stehen) für die Räume der drei Schwimmhallen, die Fußbodenheizung, die Wäscherei und die Wassererwärmung — Abdampfheizung für das Umwälzungswasser, das Brauchwasser der Wäscherei, Vorwärmung des Speisewassers —, Warmwasserheizung (durch Hochdruckdampf) für Wannen- und Brauseräume, Eintritts- und Wartehallen, Hundebad und für Lüftung dieser Räume —, Dampfluftheizung (durch Hochdruckdampf) für römisch-irische Bäder, Trocknerei der Wäscherei und des Hundebades.

Die Erwärmung des Raumes zwischen Dach- und Hallendecke kann die Luft aus den Luftkanälen der Umgänge übernehmen. An großen Fenstern herabfallende kalte Luft kann durch Kanäle in ihren Brüstungen zu Heizkammern und von da wieder an die Fenster zurückgeführt werden.

Auch gekühlt können die Schwimmhallen im Sommer werden, wie es das Stadtbad zu Neukölln durch eine über dem Becken angeordnete Regenvorrichtung und das neue Stadtbad in Nürnberg durch ein großes Schleuderluftgebläse bewirkt, das Frischluft durch wenige, weite, begehbare Kanäle in die Hallen, Warte- und Einzelräume derart drückt, daß das ganze Innere des Badehauses unter einem bestimmten, vom Maschinenhaus regelbaren Überdruck über die äußere Atmosphäre steht. Hierdurch wird verhindert, daß beim Öffnen von Türen und Fenstern kalte Luft, die als Zug gespürt wird, eintritt, daß vielmehr eine stetige Luftströmung von innen nach außen stattfindet.

D. Kosten der Herstellung und des Betriebes.
1. Brausebäder.

Ort	Eröff-nungs-jahr	Brausenzahl		Kosten	Bemerkungen
		Männ.	Frauen	Mark	
München:					
1. Brausebad an der Frühlingsstraße.	1889	10	4	22 000	Achteckiger Grundr. nach Lassar; Erdg. m. teilw. Unterkellerung, Monierwände, äußere mit 5 cm Korkplatten-isolierung.
2. Brausebad an der Tamblinger-straße.	1892	11	4	23 500	In Verbindung mit einem Feuerhause; Erd- u. Kellergesch., Außenwände massiv, innere Monierbau, in Brauseräumen mit Marmorplatten ver-kleidet.
3. Brausebad an der Schleißheimer-straße.	1892	10	4	23 5000	Wie zu 2. Warmwasserbereitung durch zwei unmittel-bar geheizte Umlauf-kessel von zus. 8 qm Heizfläche, 1 Behälter von 1,5 cbm Inhalt für Warmwasser u. gleich großem Füllbehälter.
4. Brausebad am Bavariaring.	1894	10	4	37 600	Grundr. wie 1, doch ge-räumiger; ausgest. wie 2. Raumbeheizung durch Dampfheizkör-per.
5. Brausebad an der Haimhauser Straße.	1899	11	3	26 400	In vorhandenem alten Gebäude eingerichtet; Ausstattung wie zu 2. Raumbeheizung durch Kohlenöfen.
Chemnitz:					
1. Brausebad am Friedrichpl.	1900	12	2	—	Freistehend, mit Wirt-schaftshof und wenig Nebenräumen.
2. Brausebad auf dem Platze an der Ost- und Ufer-straße.	1903	12	3	50 940 (Einrich-tung und Wäsche 1881 Mark).	Geräumiger wie 1. Im Keller Heizung und Feuerungsstofflager. Räume für Wäscherei. Freist. Lage erforderte 17 m hohen Schorn-stein zur Vermeidung von Rauchbelästigun-gen.
Bernburg: Städt. Brausebad.	1901	12	6	rd. 30 000 einschließl. Einrichtung.	Einstöckiges, massives Gebäude von 206 qm Grundfläche. In jedem Abteil 1 Wanne und 1 Abort.

In vorhandenem Gebäude kostete eine Brausezelle einschließlich der zugehörigen Anlagen, je nach örtlichen Verhältnissen, etwa 300 bis 500 Mark.

Bei Neubauten war mit einem Kostenaufwande von 1000 bis 1500 Mark und darüber zu rechnen, je nach den Ansprüchen, die an das Gebäude als solches gestellt werden.

2. Brause- und Wannenbäder.

Entwurfsbeispiele. Unter Verwendung des Ergebnisses des Wettbewerbes der Deutschen Gesellschaft für Volksbäder im Auftrage der Gesellschaft von Regierungsbaumeister F. Kritzler bearbeitet (1900).

Art der Anstalt	Zahl der		Kosten		Insgesamt	Beschreibung der Anlage
	Brausen	Wannen	der baulichen Anlage (für 1 cbm umbaut. Raum 15 M. gerechnet)	der techn. Einrichtung rd. $^1/_3$ von den baulichen Kosten	Mark	
I. Große freist. Anstalt.	62	11	3895 cbm umbaut. Raum — 58 425 M. Zuschl. für das Kesselhaus usw. 6 575 M. zus. 65 000 M.	rd. 22 000 M.	87 000	Getrennte Abteile für Männer und Frauen unter Berücksichtigung gewöhnlichen u. verstärkten Betriebes. Reichliche Nebenräume, im Oberg. Wärterwohnung.
II. Große eingebaute Anstalt.	62	12	5350 cbm umbauten Raum = 80 250 M. Zuschl. wie I. 7 750 „ zus. 88 000 M. 10 570 cbm umbauten Raum = 158 550 M. Zuschl. 7 250 „ zus. 166 300 M.	rd. 29 000 M.	117 000 195 000	Wie vor mit: 1. großer Wohnung im Obergeschoß. 2. mit Mietswohnungen in vier Stockwerken.
III. Große eingebaute Anstalt.	61	12	5730 cbm umbauten Raum = 85 950 M. Zuschl. wie I. 7 750 „ 93 700 M. 11 863 cbm umbauten Raum = 177 945 M. Zuschl. 7 750 „ zus. 185 695 M.	rd. 31 300 M.	125 000 217 000	Wie I. mit: 1. Wirtshaus in den Erdgeschoß-Räumen. 2. Mietswohnungen in 4 Stockwerken.
IV. Große eingebaute Anstalt.	55	12	12 800 cbm umbauten Raum = 192 000 M. Zuschl. 8 000 „ zus. 200 000 M.	rd. 25 000 M.	225 000	Wie I. mit 4 Läden an der Straßenfront und Mietswohnungen in 4 Stockwerken.

Art der Anstalt	Zahl der		Kosten		Ins-ge-samt	Beschreibung der Anlage
	Brau-sen	Wan-nen	der baulichen Anlage (für 1 cbm umbaut. Raum 15 M. gerech-net)	der techn. Einrich-tung rd. $\frac{1}{3}$ von den bau-lichen Kosten	Mark	
V. Kleine freistehende Anstalt.	11	5	1320 cbm umbauten Raum = 19 800 M.	rd. 6 600 M.	26 400	Teilweiser Fach-werksbau; geräu-mige Vorhalle im Erdgesch., Wär-terwohnung im Obergeschoß.
VI. Kleine freistehende Anstalt.	11	5	1693 cbm umbauten Raum = 25 395 M.	rd. 8 605 M.	34 000	Ganz massiv mit ge-räumigem Neben-gelaß und Wohn-räumen.
VII. Kleine eingebaute Anstalt.	10	5	2566 cbm umbauten Raum = 38 500 M.	rd. 12 500 M.	51 000	Fast quadratisches Grundstück mit Mittelhof; mit Wärterwohnung im Obergeschoß.
			4430 cbm umbauten Raum = 66 450 M.		rd. 79 000	Mit Mietswohnun-gen in 3 Stock-werken.
VIII. Kleine eingebaute Anstalt.	12	5	1915 cbm umbauten Raum = 28 725 M.	rd. 9 575 M.	38 300	Breite Front, ge-ringe Grundstück-tiefe; mit Wärter-wohnung im Ober-geschoß.
IX. Kleine eingebaute Anstalt.	11	5	3300 cbm umbauten Raum = 49 500 M.	rd. 9 500 M.	59 000	Mittelbreite Front mit größerer Grundstücktiefe; ermöglicht Anlage von 2 Läden an der Front, Wär-terwohnung im Obergeschoß.
			6582 cbm umbauten Raum = 98 730 M.		108 000	Wenn mit Miets-wohnungen ın 3 Stockwerken.
X. Kleine eingebaute Anstalt.	11	5	1985 cbm umbauten Raum = 29 800 M.	rd. 10 000 M.	39 800	Schmale Baustelle mit großer Tiefe; volle Ausnutzung des Erdgeschosses für Bad, mit Wär-terwohnung im Obergeschoß.
			3535 cbm umbauten Raum = 53 000 M.		63 000	Wenn mit Miets-wohnungen in 3 Stockwerken.

b. Ausgeführte Anlagen.

Bezeichnung der Badeanstalt	Eröffnung	Brausen		Wannen		Kosten	Bemerkungen
	Jahr	M.	Fr.	M.	Fr.		
I. Mewe i. Westpr. Volksbad. Im Untergeschoß des Krankenhauses.	—	6		2		962,70 M. 2737,30 ,, 3700,00 M.	für Herrichtung vorhandener Räume. für technische Einrichtung. Einbau Warmwasserbereiters im Kesselraum der Heizung des Krankenhauses ermöglicht einfache Bedienung.
II. Starnberg. Schul- und Volksbad im Untergeschoß des Schulhauses.	—	10		3		10 000 M.	Warte- und Auskleideräume für beide Geschlechter getrennt. Benutzung, Baderäume zeitlich getrennt.
III. Dannenberg an der Elbe. Badeanstalt gemeinsamer Ortskrankenkasse in eigenem Gebäude.	—	3		5		12 251 M. 4 924 ,, 1 030 ,, 695 ,, 18 000 M. 750 ,, 19 650 M.	für Gebäude. ,, techn. Einricht. ,, Pumpe und Motor, ,, Ausstattung. ,, Grunderwerb. Im Erdgeschoß außerdem Dampf- und Heißluftbad mit Nebenräumen; im Obergeschoß 2 Wohnungen, die auch als Kassenlokal benutzbar, im übrigen Lagerraum.
IV. Dortmund. Volksbad an der Rheinischen Str., auf Hinterland eines an Straße mit Wohn- und Geschäftshaus bebauten Grundstückes.	1902	22	7	6	5	50 000 M. 23 000 ,,	für Gebäude. ,, techn. Anlage einschließlich Werkstatt und Wäscherei. Ganzes Badgebäude unterkellert und mit Sheddächern gedeckt.
V. München. 1. Badeanstalt an der Kirchenstr. In Verbindung mit Feuerwehrgebäude.	1894	12	1	9	7	etwa 80 000 M.	Aus Keller- und Erdgeschoß bestehend, im Obergeschoß Wohnung für Badewärter und eine Mietswohnung.
2. Badeanstalt an d. Schulstraße.	1899	14	—	6	6	91 200 M.	wie vor, ohne Mietswohnung.

Bezeichnung der Badeanstalt	Eröffnung Jahr	Brausen M.	Brausen Fr.	Wannen M.	Wannen Fr.	Kosten	Bemerkungen
3. Badeanstalt an der Westendstr.	1899	10	—	3	4	76 500 M.	wie zu 1.
4. Badeanstalt in Giesing.	1905	9	3	3	6	77 000 M.	wie zu 1.
		4	—	2	3		als Erweiterung vorgesehen.
VI. Danzig. Städt. Badeanstalt am Hakelwerk, an freiem Platze im Herzen der Altstadt gelegen.		22	3	7	8	40 000 M.	Im 1. Stockwerk gelegen, mit besonderem Zugang von Straße her, getrennt für Männer und Frauen.
(Vereinigt mit im 2. Stockwerk gelegener, durch besondere in Anbau auf Hofseite untergebrachte Treppe zugänglicher Turnhalle.)		24		—	—	40 000 M. 121 000 M.	Schulbad im Erdgeschoß, mit 48 Auskleide-Sitzplätzen. Außerdem Wäscherei und Trockenraum mit Rolle. Kosten der gesamten Anlage.
VII. Wandsbek. Städt. Badeanstalt am Elektrizitätswerk.		5	5	2	7	81 350 M.	Im Obergeschoß Bademeisterwohnung und Raum für spätere Anlage von Dampf-, Heißluft-, Licht- u. medizinischen Bädern. Im Keller Wäscherei mit Nebenräumen und die durch Kühlwasser d. Dieselmotore des Elektr.-Werkes gespeiste Warmwasseranlage.
VIII. Kiel. Volksbad an der Prünne.	1903	20	9	4	6	84 000 M.	Einschließlich Wäscherei und gesamter Einrichtung.
IX. Bremen. Ohlenhofbad, eigenes Gebäude.		22		21		113 000 M. 52 000 „ 7 000 „ 172 000 M. 36 000 M.	für bauliche Anl. „ technische Einrichtungen. „ Ausstattung und sonstige Kosten. betrugen Grunderwerbskosten.
X. Lübeck. Volksbad des Vereins für öffentliche Bäder.	1899	12		10 I. Kl. 30 II. Kl.	5 22	205 614 M.	einschließlich einiger Schwitzkastenbäder und Waschanstalt.

Durchschnittliche Kosten für eine Wannenbadzelle.

In vorhandenem Gebäude kostete eine Wannenbadzelle ein-

— 91 —

schließlich zugehöriger Rohrleitungen, Entwässerung des Baderaumes, Wanne, Ein- und Ablaufvorrichtungen, je nach örtlichen Verhältnissen etwa 500 bis 800 Mark, die Arbeiten für Herrichtung vorhandener Räumlichkeiten bei einfacher Ausstattung eingerechnet. Bei Neubauten war mit 1500 bis 2000 Mark und darüber für die Einzelzelle zu rechnen, einschließlich obiger Anlagen, je nach Ausstattung. Allgemein ließen sich für kleinere und mittlere Städte für 20 000 bis 45 000 Mark genügende Anzahl Brause- und Wannenbäder mit allen zum Betriebe notwendigen Einrichtungen in ausreichender Größe, zweckmäßig und dauerhaft herrichten.

In mittelgroßen Städten kosteten den Verhältnissen angepaßte Anlagen etwa 50 000 bis 80 000 Mark.

3. Badeanstalten mit Schwimmhallen.

a. Beispiele für Gesamtkosten.

Ort	Eröff-nungs-jahr	Schwimmbecken				Wannen				Brausen		Kosten. Bemerkungen.
		lang	breit	Wasser-fläche	inhalt	1. Kl.		2. Kl.				
		m	m	qm	cbm	M.	Fr.	M.	Fr.	M.	Fr.	
1. Essen.	1882	24	12	288	—	10	10	—	—	—	—	174 000 M. einschl. Dampfbad.
2. Barmen. (mit 2 Schw.-becken).	1882	25	11	275	—	14		—	—	—	—	340 000 M. einschl. röm.-irisch. Heißluft-Bad. Nach Gründung durch Akt.-Ges. in Besitz der Stadt übergeg.
2. f. Frauen (halbkreis-förmig).		11	5,5									
3. Oldenburg.	1882	12	6	72	—	19		—	—	—	—	60 000 M. reine Baukosten.
4. Köln, Hohenstau-fenbad. (mit 3 Schw.-Becken).	1885	23	10,5	241,5	—	60		—	—	—	—	550 000 M. einschl. einiger Zellen f.mediz.Wannenbäder u. Schwitzbad m. 20 Ruheräumen (Zellen). Gegr. wie zu 2.
2. f. Frauen		18	9	162	—							
3. als Volks-bad.		14	9	126								
5. Elberfeld, Stadtbad. (mit 2 Schw.-Becken).	1887	32	20	640	—	39		—	—	—	—	110 000 M. einschl. Heißluft- u. Dampfbäder.
2. f. Frauen		26	20	520	—							
6. Krefeld. (mit 2 Schw.-Becken).	1887	34,4	20,6	708	600	57		—	—	—	—	776 796 M. einschl. Schüler-brausebad, Heißluft- und Dampfbäder.
2. f. Frauen		26,3	16,2	438	—							
7. Düsseldorf. (mit 2 Schw.-Becken).	1888	22	11	242	—	14		—	—	—	—	502 000 M. einschl. 1889 ausge-führter Erweiterung u. 1903 angelegten Dampfbades.
2. f. Frauen		15	10	150	—	28		—	—	8		
8. Remscheid.	1894	22	11	242	—	18		—	—	10		160 000 M.
9. Bautzen.	1898	17	7	119	—	5		—	—	—	—	92 800 M.

Ort	Eröffnungs-jahr	Schwimmbecken				Wannen				Brausen		Kosten. Bemerkungen.
		lang	breit	Wasser-fläche	inhalt	1. Kl.		2. Kl.				
		m	m	qm	cbm	M.	Fr.	M.	Fr.	M.	Fr.	
10. Neustadt in Holstein.	1899	—	—	200	—	10				10		150 000 M. Gegr. durch die Neustadt-Volksbad-Akt.-Ges.
11. Hannover (mit 3 Schw.-Becken).	1905	28,5	14	404	—	42						925 000 M. einschl. Schwitzbad mit erforderlichen Nebenräumen.
2. f. Frauen		21,2	10	212	—							
3. Schwimmbad II.Kl.		22,5	10,6	240	—							
12. Bonn, Viktoriabad. (mit 2 Schw.-Becken).	1906	21,2	10,8	229	420	30				11		638 000 M. einschl. Schwitz-bäder mit 18 Ruhe-betten u. Wäscherei. Grunderwerb: 155 300 M.
2. f. Frauen		18,1	7,88	143	230							
13. Annaberg.	1906	17	8	136	250	14				5		250 000 M. einschl. Dampfbad mit Ruheraum für 14 Personen. In Schwimmhalle 54 Auskleidezellen und 32 Schränke für Schüler.
14. Lüdenscheid	1905	19,5	9,15	178	—	2	2	4	3	10	1	215 000 M. einschl. Wäscherei mit Nebenräumen u. Raum für Sanitäts-kolonne.
15. Dessau.	1907	25	11	275	500	7	8					170 000 M.: bauliche 11 000 „ : Ausstat-tung. 50 000 „ : Grund-stück. 231 000 M. insges. In Schwimmhalle 2 Reinig.-Räume mit je 6 Brausen, 1 Strahldusche, 1 Sitz-brause u. 5 Fußw.; 40 ˙Auskleidezellen u. auf Galerie Schrän-ke für 108 Personen.
16. Quedlinburg	1902	18	9	162	—	6	12			17		187 000 M. einschl. Dampf- u. Heißluftbäder (ohne Baustelle).
17. Ludwigsburg i. Bayern.	1908	18	9	162	—	20				8		325 000 M. einschl. Schüler-Brausebad, Warm-luft-,Heißl.-,Dampf-u. elektr. Bäder.

Ort	Eröffnungsjahr	Schwimmbecken lang (m)	breit (m)	Wasserfläche (qm)	inhalt (cbm)	Wannen 1. Kl. M.	1. Kl. Fr.	2. Kl. M.	2. Kl. Fr.	Brausen M.	Brausen Fr.	Kosten. Bemerkungen.
18. Nordhausen, Stadtbad.	1910	20,6	10,6	218	—	13	—	—	—	22		250 000 M. einschl. Sonnenbad, Wasch- u. Plättanst.
19. Wetzlar.	1910	17	8	136	—	44	—	—	—	6	3	200 000 M. einschl. Gartenanl., Ausstattung und Wäsche, ohne Bauplatz, 30 Auskleidekab.u.Auskl.-Raum.
20. Esslingen, „Merkelsch." Schwimmbad	1907	19	0	171	—	9	10	10	Ausstattung u. Wäsche	8		320 000 M. einschl. Dampf-, Heißluft- u. Lichtbad m. 7 Ruhezellen. In Schwimmhalle 47 Auskleidekabinen u. Auskleideraum für 66 Schüler.
21. Heidelberg 1. Männer-	1906	24	10,8	259	450	11		11 und III.		8		einschl. Warm- und Heißluftbad für 12 Pers., 1 Hundebad und Wäscherei.
2. Frauen- Schw.				110	250			7				
22. Gießen.		19,5	9,81	191	—	6		12		—	—	200 000 M. einschl. Dampfbad, röm.-irische Bäder und Wäscherei.
23. Tübingen.		25	8,3	207	—	10	—	—		6		250 000 M. einschl. mediz., elektr. Lichtbad, röm.-russ. Bad und Dampfwäscherei m. Nebenräumen. In Schwimmhalle 54 Auskleidekab. und Auskleideraum für Schulkinder. Im Unterg. Hundebad.
24. Halberstadt.				240	470	—	?	—	—	20		305 000 M. einschl. elektr.Lichtbad, röm.-irisch. B. u.mehrereWannenb.
25. Hamm.		?	?	?	?	—	15	—	—	12		etwa 350 000 M. einschl. 7 Heilbäd. u. Solbadabteil. Im Hofe Sonnen-,Licht- und Freibad.

Ort	Eröff-nungs-jahr	Schwimmbecken				Wannen				Brausen		Kosten. Bemerkungen.
		lang	breit	Wasser-fläche	inhalt	1. Kl.		2. Kl.				
		m	m	qm	cbm	M.	Fr.	M.	Fr.	M.	Fr.	
26. Duisburg. 1. Männer-Schw.		25	12	300	600	3	3	6	6	—	9	525 000 M. (anfangs auf 700 000 Mark veranschlagt) einschl. eigener Wasserversorgung u. 125 mm Sicherh. Anschluß an städt. Wasserleitung.
2. Frauen-Schw.		18	10	180	360	—	—	—	—	—	—	
27. Köln.		21	9,5	200	—	14	14	—	—	28	4	1 027 000 M. einschl. röm.-irisch. Bad mit 15 Ruhekab. u. 12 Ruhebänken auf Galerie, sowie Zubehör. In Schwimmhalle 70 Auskleidekabin. u. 74 Auskleideschr. f. Schulkinder.

b. Beispiele der Kosten nach Grundfläche und umbautem Raum.

Ausgeführte Badeanstalten mit Schwimmhallen	Baukosten	
	nach der bebauten Grundfläche für 1 qm	nach unbebautem Raum für 1 qm
1. Duisburg	210 M.	15 M.
2. Hamm	180 „	—
Vordergebäude	—	20 „
Hallengebäude	—	15 „
3. Bonn	216 „	—
4. Gießen	181 „	—
5. Göttingen	265 „	—
6. Halberstadt	178 „	—
7. Esslingen	317 „	30 „

E. Kosten des Betriebes.

Die unmittelbaren Betriebskosten werden meist gedeckt, dagegen nicht immer auch Ausgaben für Verzinsung und Tilgung der Anlage-kosten. Letzteres wird bei Badeanstalten im Privatbesitz, besonders wenn sie Vergünstigungen genießen, leichter als bei städtischen Betrieben erreicht.

Badeanstalten mit Brause- und Wannenbädern erfordern in der Regel weniger Zuschuß als Brausebäder allein. Auch Schwimm-hallen bringen meist nur unmittelbare Betriebsunkosten auf.

Wesentlich für die Betriebskostenhöhe ist der Wasserverbrauch und der Wärmeverbrauch. Letzterer erforderte bei einem Kohlen-preise von 1,80 Mark für 100 kg für

ein Brausebad . . . . etwa 1,5 — 2,0 Pf.
„ Wannenbad . . . . „ 4,0 — 5,0 „
„ Reinigungsbad bei Schwimmhallen . . . . „ 2,0 — 2,5 „
„ Schwimmbad . . . . „ 6,0 — 10,0 „

Für Badeanstalten mittlerer Größe verschlingt der Kohlenverbrauch etwa $^1/_4$ bis $^1/_3$ der gesamten Betriebskosten.

Die Kosten des einzelnen Bades betrugen einschließlich Verzinsung und Tilgung der Anlagekosten z. B. in:

Bautzen im Durchschnitt der fünf Jahre 1909 — 1913

für Schwimm- und Wannenbad . . . . 27,4 Pf.

gegen Einnahme von . . . 19,3 „

Frankfurt a. M. für Schwimmbad . . . . 55,6 „

gegen Einnahme von . . . 48,3 „

Hagen für Schwimm-, Wannen- und Brausebad . . . . . 43,0 „

gegen Einnahme von . . . 33,0 „

Straßburg i. E. 1911 für Wannen- und Brausebad. . . . 22,8 „

gegen Einnahme von . . . 20,0 „

Betriebsergebnisse.

Ort	Betriebsjahr	Gesamtzahl abgegobencr Bäder	Einnahmen Mark	Ausgaben Mark	Bemerkungen.
1. Berlin-Steglitz	1910	90 581	38 984	48 984	mit Schwimmhalle.
2. Köln					
a) Hohenstaufenbad.	1909	—	235 524	158 529	mit Schwimmhalle.
b) Bad an der Fleischmengergasse.	1909	—	90 035	87 536	mit Schwimmhalle.
c) Volksbad Achterstraße.	1909	—	28 083	30 848	Brause- und Wannenbad.
3. Dresden, Güntzbad.	1910	266 589	137 030	132 224	für Betrieb.
				77 000	für Verzinsung und Tilgung des Anlage-Kapitals.
4. Düsseldorf, 8 städtische Anstalten.	1910	977 743	261 070	262 412	
5. Frankfurt a. M.					
a) Stadtbad	1910	397 277	204 802	276 145	mit Schwimmhalle.
b) 4 Volksbäder		159 185	227 451	321 629	Brause- und Wannenbäder.
6. Hamburg, 5 Volksbäder	1910	2293 633	476 067	610 890	für Betrieb (hierin für Wasser = 130 007 Mark).
				217 271	für Verzinsung und Tilgung des Anlage-Kapitals = 4 122 208 Mark.
7. Halberstadt	1911	—	42 000	55 000	
8. Hagen	1910	204 715	84 579[1])	63 586	[1])hierin 18 979 Mark Zuschuß d. Stadt.
9. Hildesheim, „Badehallen-Akt.-Ges.“	1913	—	52 168	50 695	

Ort	Be-triebs-jahr	Gesamt-zahl ab-gegebener Bäder	Ein-nahmen Mark	Aus-gaben Mark	Bemerkungen.
10. München. a) Müllersches Volksbad.	1910	835 190	365 369	369 618	mit Schwimmhallen. (Anlagekosten ge-stiftet. Brause- u. Wannenbäder.)
b) 9 städt. Bäder		722 379	134 335	184 198	
11. Osnabrück, Bade-haus A.-G.	1910	72 032	27 369	23 321	
12. Siegen, Stadtbad	1910	70 624	24 025	35 604	

F. Bäderpreise vor 1914.

Ort	Art des Bades	Einzelkarte Erw.	Kd. (Pf.)	Kartenblocks für 11 oder 10 Pf.	Dauerkarten 3 Monate (Mark)	12	Besondere Vergünstigungen erhalten:
1. München. Müllersches Volksbad.	Schwimm-bad mit Kabine	40	30[1])	11=400/300	7,5	30	[1]) Fortbild.- und Schüler der Mittelschulen.
	m. Kästchen	30	20	11=300/200	3,75	15	
	ermäßigte Preise = m. Kabine	25	—	—	—	—	Werktags (außer Sonnabend und vor Feiertagen) von $\frac{1}{2}$6 nachm. ab und an Sonn- und Feiertagen.
	m. Kästchen	15	10	—	—	—	
2. Augsburg.	Schwimm-bad: mit Kabine	40	10	10=300	7,0	25	Schüler, die an Freinachmit-tagen unter Aufsicht baden: 100 Karten für 8 Mark, ohne Wäsche.
	Schüler-	—	15	10=120	3,0	—	
	O. Kabine	20	—	10=160	—	15	
	Wannenbad	20	—				
	Brausebad i. gem. R.	10	—	—	—	—	
	Einzelbad	15	—	—	—	—	
3. Charlotten-burg	Schwimm-bad	25	15	—	—	—	Bis 1910: 20 bzw. 10, 1911 erhöht, weil im Ver-gleich zu an-deren Groß-städten zu ge-ringer Preis.
4. Dessau.	Wannenbad	25	10	—	—	—	
	Brausebad	10	5	—	—	—	
5. Böhlitz-Ehrenberg. Volksbad im Untergeschoß des Schul-hauses.	Wannenbad	25	—	—	—	—	
	Brausebad	10	—	—	—	—	
6. Erfurt.	Wannenbad	30	15	—	—	—	Handtuch und Seife für 5 Pf.
	Brausebad	10	5	—	—	—	

Ort	Art des Bades	Einzelkarte Erw.	Kd.	Kartenblocks für 11 oder 10 Pf.	Dauerkarten 3 Monate	12 Monate Mark	Besondere Vergünstigungen erhalten:
7. Halberstadt.	Wannenb. I Kl.	80	—	—	—	—	
	II Kl.	50	—	—	—	—	
	Brausebad	10	—	—	—	—	einschl. Seife.
8. Kaltensundheim.	Wannenbad	25	—	—	—	—	Mitgl. d. Inv.-Vers. $^1/_4$ weniger, das Landesvers.-Anstalt trägt.
	Brausebad	10	—	—	—	—	
9. Königsberg i. Pr. Öffentl. Bäder i. Schulen.	Wannenbad	25	—	—	—	—	Selbstkosten der Stadt: 30 bzw. 14.
	Brausebad	10	—	—	—	—	
10. Spandau.	Schwimmbad	30	15	—	—	—	mit Sonnenbad.
	Wannenbad	50	—				
	Brausebad	20	10				

G. Besuchszahlen.

Beispiele des Besuchs nach Badearten getrennt:

Ort	Betriebsjahr	insgesamt abgegebene Bäder	davon Schwimmbäder	Wannenbäder	Brausebäder	Bemerkungen
1. Altona.	1912/13	833 331	345 133	—	—	darunter: 54 652 Volks- und 13 913 Schulschw.-Bäder.
				183 240 ferner: 20 576 Heilbäder	281 237	darunter: 148 966 Schulbrausebäder.
2. Bautzen. Bad der Ges. Schwimmhalle m. b. H.	1900	39 126	35 988	3 138		
	1905	44 753	40 515	4 238		
	1910	48 423	43 183	5 240		
	1911	48 223	42 840	5 383		
	1912	48 504	43 579	4 925		
	1913	48 843	43 608	5 235		
3. Berlin. 6 städtische Badeanstalten	1912	2 408 591	903 599	519 474	985 518	an männl.
		762 458	251 678	375 524	135 256	an weibl. Badegäste.
4. Braunschweig. Städt. Volksbäder.	1911	82 900				
	1912	96 205				

Ort	Be- triebs- jahr	insgesamt ab- gegebene Bäder	davon Schwimm- bäder	Wannen- bäder	Brause- bäder	Be- merkungen
5. Bremen. Badeanstalt am breiten Weg.	1910 1911	412 634 432 501	144 374 43 469 14 724	24 837 I. Kl. 174 878 II. Kl.	— 15 605	an männl., an weibl. Volksbäd., ferner: 5308 I. u. 9270 II. Kl. Schwitz- bäder, ferner: 4315 Schwitz- bäder.
Volksbad am Steffensweg	1910 1911	140 669 147 682		10 922 I. Kl. 101 845 II. Kl.	30 600	
6. Forst. 2 städt. Volks- bäder im I. im II.	1910 1911 1911	44 152 41 386 31 880	— 	9 172 9 216	34 980 32 170	
7. Frankfurt a. M.	1911	499 135				
8. Hildesheim. Badehallen- Akt.-Ges.	1886 1900 1905 1910 1911	28 228 102 834 109 541 127 328 141 853	21 590 66 219 43 178 86 614 98 838	5 639 16 062 19 369 23 002 23 996	— 15 250 10 701 11 970 13 362	999 5303 5342 } Dampf- 5742 bäder. 5657
9. Gießen.	1912 1913	123 866 129 260	71 403 darunter 13 702 Volksb. zu 10 Pf.	19 904	35 802	2151 Heiß- luft- und Dampfbäder
10. Hamburg. Volksbade- anstalt.	1910 1911	2 293 633 2 449 871	1 102 959 418 511	145 901 I. Kl. 288 401 II. Kl. 39 175 174 095	246 865 33 964	an männl. an weibl.
11. Stuttgart. Badgesellschaft	1911	69 9910	490 336 darunter 156 254 Volks- u. Schüler- bäder	13 944 I. Kl. 62 630 II. Kl. 133 006 III. Kl.		
12. Straßburg. i. Els. Städt. Bade- anstalt.	1910 1911 1912	217 570 247 401 289 904	153 495 193 745	70 982 72 960	— —	21 938 22 498 Dampfbäder. Im übrigen Kohlen- säure-, Luft- und Sonnen- bäder.

Das Verhältnis der männlichen, weiblichen und jugendlichen
Badegäste.

Ort	Be-triebs-jahr	Gesamt-zahl der Besucher	d a v o n			Bemer-kungen
			Männer	Frauen	Kinder	
1. Berlin	1912	3 171 049	2 408 591	762 458		
2. Bremen	1911	187 843	144 374	43 469		
3. Frankfurt a. Main	1911	499 135	371 022	65 681	49 531	
4. Stuttgart	1911	490 336	408 565	81 771		Schwimmb.
		209 580	130 997	78 583		Wannenb.
5. Straßburg i. Elsaß	1912	289 904	204 317	85 587		
6. Hamburg	1912	2 675 114	1 934 840	740 274		
			= 72,3 %	= 27,7 %		

Besuchszahl der Schwimmbäder im Vergleich zur Einwohnerzahl.

Ort	Einwohner-zahl (1895)	abgegebene Schwimm-bäder	Schwimmbäder auf den Einwohner.
1. Barmen	127 006	190 459	1,50
2. Dortmund	111 276	153 878	1,38
3. Elberfeld	139 359	231 685	1,66
4. Essen	96 123	129 628	1,34
5. Frankfurt a. Main . . .	228 750	240 752	1,05
6. Geestemünde	18 407	46 897	2,54
7. Hagen	41 260	87 247	2,11
8. Hildesheim	38 894	46 048	1,20
9. Heilbronn	33 470	93 211	2,80
10. Lennep.	9 000	24 210	2,69
11. Offenbach	40 000	75 906	1,89
12. Paderborn	19 000	50 457	2,65
13. Waldenburg i. Schl. . .	13 989	17 496	1,30
14. Zittau	28 133	36 923	1,30

H. Wirtschaftlichkeit der Volksbäder.

Auf sie ist in vorhergehenden Abschnitten mehrfach hingewiesen;
was sie beeinflußt, soll hier nochmals kurz zusammengefaßt werden.

Lage, Größe, technische Einrichtungen, Badepreise und Besucherzahl sind von ausschlaggebendem Einfluß. Es sind deshalb
Volksbäder:

1. möglichst in der Mitte und zugleich in der verkehrsreichsten
Gegend der Stadt oder des Stadtteiles zu errichten, für den sie bestimmt sind,

2. nur dem mit Sicherheit zu erwartenden Besuch entsprechend
anzulegen und nur in bestimmten Grenzen erweiterungsfähig,

3. mit den vollkommensten technischen Einrichtungen zu versehen,

4. möglichst mit einer in der Nähe befindlichen, der Gemeinde
gehörenden Kraft-, Licht-, Gas- oder Fabrikanlage oder dergleichen
zu verbinden, deren Abwärme zur Erwärmung des Badewassers
benutzt werden kann,

5. gegen einen Preis abzugeben, der sehr sorgfältig ermittelt werden muß, um einerseits die Selbstkosten einigermaßen zu decken, anderseits so gering als möglich sein soll, um auch minderbemittelten Bevölkerungskreisen das regelmäßige Baden zu ermöglichen und überhaupt den erforderlichen Besuch herbeizuführen, der den Bestand und die Ausnutzung der Badeanstalt sicherstellt.

Von großer Bedeutung ist die sorgfältige Aufstellung der Herstellungs- und Betriebskostenberechnungen sowohl für neue Anlagen als auch für bestehende Anstalten. Bei letzteren können durch Vergleich eigener Berechnungen mit denen anderer Anstalten ähnlichen Umfanges, auch mit den Erfolgen der Vorjahre, Fehler und Unzweckmäßigkeiten im Betriebe herausgefunden werden, durch deren Beseitigung, sei es auch durch Umbau, die Wirtschaftlichkeit der Badeanstalt oft erhöht werden kann.

Bei diesen Berechnungen sind zweckmäßig zu trennen diejenigen Kosten, welche durch stete Betriebsbereitschaft der Anstalt entstehen (mittelbare Betriebskosten, die von der Häufigkeit der Benutzung der Anlage unabhängig sind) von denjenigen Kosten, die durch jedes tatsächlich abgegebene Bad erwachsen (unmittelbare Kosten).

Die mittelbaren Betriebskosten setzen sich zusammen aus den Aufwendungen für: a) Verzinsung und Amortisation des Anlagekapitals, — b) Gehälter und Löhne, — c) Beleuchtung, — d) Raumheizung und Lüftung, — e) Drucksachen, Formulare, Bekanntmachungen und sonstige allgemeine Unkosten.

Als unmittelbare Betriebskosten sind anzusehen: a) Wasserkosten, — b) Feuerungskosten für Wassererwärmung, — c) Reinigungs- und Putzstoffe, — d) Seife und sonstige Materialien, — e) Instandhaltung und Ergänzung des Inventars und der Wäsche, — f) Unterhaltung des Gebäudes, — g) Unterhaltung der maschinellen Anlagen.

Von diesen sind die unter a) und b) für jede Badeart gesondert zu ermitteln, wobei in der Regel die unter b) von dem Verbrauch unter a) abhängig sind, beide mithin in bestimmtem Verhältnis zueinander stehen. Die unter c) — g) aufgeführten Kosten verteilen sich gleichmäßig auf alle Bäder und sind auf die zu erwartende oder abgegebene Gesamtbäderzahl zu beziehen.

Die unmittelbaren Betriebskosten werden um so geringer, je vollkommener die technischen Einrichtungen des Bades sind. Die beste, allerdings auch meistens bei der Anschaffung teuerste technische Anlage ist bei Berücksichtigung aller Betriebskosten gewöhnlich die billigste.

Die geringsten mittelbaren Betriebskosten erwachsen bei Schulbrausebädern, weil die bauliche Anlage für sie geringen Aufwand erfordert.

Ähnlich günstig ist das Verhältnis der mittelbaren Betriebskosten zu den unmittelbaren bei den städtischen Brausebadanstalten, während bei den Brause- und Wannenbädern die Anlagekosten bereits erheblicher ins Gewicht fallen und sich am ungünstigsten bei den Anlagen mit Brause-, Wannen- und Schwimmbädern gestalten. Besonders bei letzteren ist die Zahl der Besucher von größtem

Einfluß. So ist z. B. für ein Schwimmbad ermittelt worden, daß es bei einer Besucherzahl von $35\,^0/_0$ der größtmöglichen noch einen Zuschuß von 3710 Mark erforderte, bei $50\,^0/_0$ aber bereits einen Überschuß von 8200 Mark erzielte.

Weitere Einzelheiten und Beispiele vorbeschriebener Selbstkostenberechnungen finden sich in den Veröffentlichungen der Deutschen Ges. f. Volksbäder im 3. Heft des IV. Bandes: „Über die Rentabilität von Volksbadeanstalten", von Stadt-Oberingenieur Arnoldt-Dortmund.

Der **Kohlenverbrauch** bildet bei allen Anlagen mit Feuerungsbetrieb einen wesentlichen Teil der Betriebskosten, seiner Verringerung ist daher größte Aufmerksamkeit zuzuwenden.

In mittleren Badeanstalten mit Schwimmbad betragen die Feuerungskosten etwa $25\,^0/_0$ der Gesamtausgaben und der Mehrverbrauch an Brennstoff kann bei unsachgemäßer Beschickung mehr als $20\,^0/_0$ erreichen, was bei mittleren Anstalten bereits mehrere tausend Mark bedeutet.

Für gute Verbrennung, d. h. möglichst vollständige Umwandlung des Kohlenstoffes der Kohle in Kohlensäure, sind folgende drei Bedingungen zu erfüllen: 1. Hervorbringen der zur Verbrennung nötigen Temperatur. — 2. Zuführung hinreichender doch nicht überflüssiger Menge atmosphärischer Luft. — 3. Gewährung der Zeit und Gelegenheit, daß die Kohle zunächst vergasen und dann mit dem Sauerstoff verbrennen kann.

Neben guter erster Anlage des Kesselhauses ist ständige Aufsicht erforderlich, unterstützt durch oft wiederholte Beobachtung des Schornsteinzuges, der Rauchgastemperatur, der Gas- und Schlackenzusammensetzung. Einfache und handliche Instrumente für alle diese Prüfungen sind leicht erhältlich. Nicht minder, vielleicht in noch höherem Grade wichtig ist die vollkommene Ausnutzung der im erzeugten Dampf oder im erhitzten Wasser enthaltenen Wärme, die weder als Abdampf, noch als warmes Wasser oder warme Luft, noch als Ausstrahlung nutzlos entweichen darf. Die richtige Führung einer größeren Badeanstalt fordert eine Menge theoretischer Kenntnisse und praktische Erfahrungen, ohne die sie niemals den erwarteten Nutzen stiften noch erhoffte Erfolge erzielen kann.

Verzeichnis der Literatur.

Die Klammern hinter den Aufsatz-Titeln geben die Stellen (Band und Heft) in den Veröffentlichungen der Deutschen Gesellschaft für Volksbäder an.

Arnoldt, Stadtingenieur, Dortmund (IV, 354).
Das Bad.
Beckmann, Geh. Reg.-Rat, Bromberg (VI, 551).
Bloch, Badeinspektor a. D., Köln (VI, 540).
Brieger, Prof. Dr., Geh. Med.-Rat, Berlin (V, 424).
Czaplewski, Dr., Köln (IV, 535).
Dietz, Ludwig, Dr. Ing., „Die Maschinen und heiztechnischen Einrichtungen des städtischen Volksbades Nürnberg". Ges. Ing., Jahrg. 37, Nr. 20.
Dornblüth, Dr., Nervenarzt, Frankfurt a. M. (IV, 440).
Dunbar, W. P., Prof. Dr., Hamburg, „Über das Badebedürfnis". Ges. Ing., Jahrg. 35, Nr. 22.
Feilchenfeld, W., Dr., Charlottenburg (III, 302).
Felsmann, Dr., Essen (IV, 522).
Fernbacher, Dr., Knappschafts-Oberarzt, Zauckerode (IV, 116).
Frerichsen, C., „Ultraviolette Strahlen als Hilfsmittel zur Reinigung des Badewassers". Ges. Ing., Jahrg. 38, Nr. 50.
v. Gaudy, Freiherr (VI, 248).
Genzmer, Felix, „Handbuch der Baukunde". (IV, S. III). „Bade- und Schwimmanstalten".
Gumprecht, Prof. Dr., Geh. Med.-Rat, „Das Volksbad auf dem Dorfe" (VI, 4).
Hausbrand, E., Baurat, „Verdampfen, Kondensieren und Kühlen".
Haubenschmidt, Th., Geh. Baurat, „Über militärische Badeeinrichtungen". Ges. Ing., Jahrg. 37, Nr. 20.
Hauck, L., Stadtbaumeister, Durlach (IV, 235).
Heepke, Wilhelm, „Die Warmwasserbereitung und Versorgungsanlagen". Verl. Oldenbourg.
Hertel, Gewerberat, München, „Über die Verwendung von Kondenswasser zum Betriebe von Bädern" (IV, 386).
Herzberg, A., Baurat, Berlin (V, 212, II, 604, V, 183, VI, 233, 235, 239).
Hütte, „Des Ingenieurs Taschenbuch".
Junkers, Dr. Ing. Prof., Dessau.
Kelm, Geh. Baurat a. D., Essen (VI, 218).
Kister, Dr., Hamburg, „Über fortlaufende Reinigung des Bassinwassers". Ges. Ing., Jahrg. 37, Nr. 20.
Klinger, H. J., „Kalender für Heizungs-, Lüftungs- und Badetechniker".
Konrich, Dr., Ges. Ing., 1912, S. 979.
Krebs, Dr., Stabsarzt, Hannover (IV, 79).
Krell, Gottfried, Dr., Oberarzt d. R., Deutsche Med. Woch. 30. Dez. 1915.
Kühl, Hugo, Dr., Kiel, „Ausnutzung des Oberflächengrundwassers zu Badezwecken". Techn. Gemeindebl., Jahrg. XVI, Nr. 19.
Kühnel, Direktor der städtischen Bäder, Köln (VI, 62).
v. Langsdorf, Dr., Med.-Rat (III, 500).
Lidig, A., Hünfeldt (II, 299).
Lier, O., Gemeindevorsteher, Herrnhut (V, 243).
Lotz, Rektor, Elberfeld (IV, 501).
Luthard, Stadtbaumeister, Chemnitz (V, 308).
Maier, Gottfried, Dr., Oberarzt d. R., Deutsche Med. Wochenschr. v. 30. Dez. 1915.
Martius, Prof. Dr., „Leitsätze" (I. Aufl. 7, S. 96).
Müller, Rudolf, Obering., „Wasserversorgung mittlerer und kleiner Städte". Verl. R. v. Weltheim, Wien.

Musterentwürfe für Dorfbäder (IV, 2. Heft).
Nuß, Badeinspektor a. D., Essen a. R. (VI, 218).
Oslender, Landesmaschineningenieur, Düsseldorf (IV, 116).
Osthof, „Bäder und Badeanstalten der Neuzeit".
Peters, Baurat, Stadtbaurat, Magdeburg (H. 7, 84).
Petruschky, Dr., Direktor, Danzig (II, 203).
Pfahl, P., Vorstand der Buderusschen Handelsges. Wien. Ges. Ing., Jahrg. 38,
    Nr. 22.
Platt, Reg.-Baurat (III, 173, 181).
Pöthe, R., Ingenieur, Friedrichshorst (IV, S. 483).
Preußische Gesetzsammlung 1913, Nr. 14.
Proskauer, Prof. Dr., Geh. Reg.-Rat, Berlin (V, 128).
Recknagel, Dipl.-Ing. (VI, 370), Ges. Ing., Jahrg. 38. Nr. 50.
Reichel, Stadtbaurat, Karlsruhe, „Städtische Schwimm-, Luft- und Sonnenbad
    in Karlsruhe". Zentralbl. d. Baues, 36. Jahrg., Nr. 38.
Scheller, R., Prof. Dr., Dozent d. Gewerbehygiene (VI, 349).
Schemmel, Dr., Stabsarzt, Berlin (VI, 45).
Schleyer, W., Prof., Hannover, „Bäder und Badeanstalten".
Schmidt-Monard, C., Dr., Halle, und
Schmidt, R., Schuldirektor, Leipzig, „Schulgesundheitspflege". Handb. f. Lehrer
    und Verwaltungsbeamte.
Schwarz, L., Prof. Dr., Rinteln (V, 169).
Schultze, Stadtbaurat, Bonn (H. 6, 19), „Das Deutsche Badewesen der Gegenwart",
    Handb. d. Hyg. V, 3. Abt.
Störmer, Stadtbaumeister, Meerane. Techn. Gemeindeblatt 1905, S. 346.
Sugg, Prof., München (V, 456).
Twistel, Bürgermeister, Mewe, Stadtrat, Zoppot, „Volksbad und Schulbad",
    1905. Selbstverlag.
Volk, Ludwig, Ingenieur, Berlin. Ges. Ing., Jahrg. 37, Nr. 20.
Wens, Badeinspektor, Hagen i. W. (V, 189).
Werdelmann, Reg.-Baumeister a. D., Direktor, Barmen (IV, 153).
Weyrauch, R., Prof. Dr. Ing., Stuttgart, „Wasserversorgung der Ortschaften".
    Sammlung Göschen 1910.
Zentralblatt des Deutschen Städtetages (IV, 402).

Sachverzeichnis.

Gedruckt bei E. S. Mittler & Sohn, Berlin.